P. Krätsch-Sievert

M.U.N.D.T®

Petra Krätsch-Sievert

M.U.N.D.T®

Die logopädische Therapie orofazialer Dysfunktionen

2. Auflage

Mit einem Beitrag von Steffi Kuhrt, Weingarten/Baden

ELSEVIER

Hackerbrücke 6, 80335 München, Deutschland
Wir freuen uns über Ihr Feedback und Ihre Anregungen an kundendienst@elsevier.com

ISBN 978-3-437-44462-X
eISBN 978-3-437-05056-5

2. Auflage 2022

Wichtiger Hinweis für den Benutzer
Ärzte/Praktiker und Forscher müssen sich bei der Bewertung und Anwendung aller hier beschriebenen Informationen, Methoden, Wirkstoffe oder Experimente stets auf ihre eigenen Erfahrungen und Kenntnisse verlassen. Bedingt durch den schnellen Wissenszuwachs insbesondere in den medizinischen Wissenschaften sollte eine unabhängige Überprüfung von Diagnosen und Arzneimitteldosierungen erfolgen. Im größtmöglichen Umfang des Gesetzes wird von Elsevier, den Autoren, Redakteuren oder Beitragenden keinerlei Haftung in Bezug auf jegliche Verletzung und/oder Schäden an Personen oder Eigentum, im Rahmen von Produkthaftung, Fahrlässigkeit oder anderweitig, übernommen. Dies gilt gleichermaßen für jegliche Anwendung oder Bedienung der in diesem Werk aufgeführten Methoden, Produkte, Anweisungen oder Konzepte.

Bibliografische Information der Deutschen Nationalbibliothek
Die Deutsche Nationalbibliothek verzeichnet diese Publikation in der Deutschen Nationalbibliografie; detaillierte bibliografische Daten sind im Internet über http://www.d-nb.de/ abrufbar.

24 25 26 27 5 4 3 2

Um den Textfluss nicht zu stören, wurde bei Patienten und Berufsbezeichnungen die grammatikalisch maskuline Form gewählt. Selbstverständlich sind in diesen Fällen immer Frauen und Männer gemeint.

Planung: Anne Wiehage, Fröndenberg; Uta Lux, München
Projektmanagement und Herstellung: Ulrike Schmidt, München
Redaktion: Anne Wiehage, Fröndenberg
Satz: Thomson Digital, Noida/Indien
Druck und Bindung: Rodona Industria Gráfica, S.L., Pamplona/Spanien
Umschlaggestaltung: Spiesz Design, Neu-Ulm
Titelfotografie: colourbox.de

Aktuelle Informationen finden Sie im Internet unter **www.elsevier.de.**

Vorwort zur 2. Auflage

Mit großer Freude habe ich mitten in der Corona-Pandemie im Februar 2021 die Nachricht aus dem Hause Elsevier erhalten, dass mein Buch in die zweite Runde gehen darf.

Auch wenn diese 2. Auflage schon knapp zwei Jahre nach der Erstauflage erscheint, liegt die Fertigstellung des ersten Manuskripts doch schon einige Zeit zurück. Seitdem hat sich die Welt sowohl in der Logopädie wie auch in diesem kleinen Bereich der orofazialen Dysfunktionen durchaus weitergedreht. Insbesondere sind zusätzliche Themen, die früher nur eher am Rande Beachtung gefunden haben, mehr in den Fokus gerückt. So habe ich zwischenzeitlich ein zusätzliches kleines Übungsprogramm für das Training der Nasenatmung entwickelt, das ich in dieser Auflage vorstelle. Ebenso habe ich mich etwas intensiver dem Thema der *Picky Eaters* gewidmet, das mich schon seit einigen Jahren beschäftigt.

Besonders freut es mich, dass ich darüber hinaus auch meine Freundin und Kollegin Steffi Kuhrt gewinnen konnte, einen Beitrag zum spannenden Thema Zungenband für diese 2. Auflage zu verfassen. Sie ist Logopädin und in eigener Praxis tätig. Auch sie vertritt die Ansicht, dass es bei der Therapie einer orofazialen Dysfunktion v. a. um das Erlernen einer physiologischen Funktion geht.

Es freut mich also sehr, meine Ergänzungen zum Thema orofaziale Dysfunktionen in diese überarbeitete Auflage einbringen und so an Sie weitergeben zu können.

Tønder, September 2021

Petra Krätsch-Sievert

Danksagung

Danke an alle meine Kolleginnen und Kollegen, die meine Seminare besucht haben und seitdem erfolgreich nach M.U.N.D.T® arbeiten.

Danke an Dr. med. dent. Hjalmar Friese, der mich lange überreden musste, ein Buch über meine Therapiemethode zu schreiben und mir freundlicherweise sein Bildmaterial zur Verfügung gestellt hat.

Danke an meine Kollegin und Freundin Steffi Kuhrt für ihre kollegiale Begleitung und die wirklich vielen Stunden des produktiven Austausches.

Besonderen Dank an meine Tochter Hedda für ihren Langmut, weil sie wegen dieses Buches viel zu oft auf ihre Mutter verzichten musste.

Allergrößten Dank an meinen geliebten Ehemann Holger Sievert, der immer an mich geglaubt und mir stets den Rücken freigehalten hat.

Tønder, Dezember 2021

Petra Krätsch-Sievert

Vorwort der 1. Auflage

Das Feld der logopädischen Therapie wächst stetig, wird umfangreicher und anspruchsvoller. Eines der kleineren Teilgebiete ist hierbei die Behandlung der orofazialen Dysfunktionen.

In meiner Ausbildung zur Logopädin wurde dieser spezielle Bereich der Logopädie – damals noch myofunktionelle Störung genannt – als leicht zu therapieren und eher unspektakulär erachtet. Viel Zeit wurde auf die Vermittlung unterschiedlicher Therapieansätze also nicht aufgewendet; weder für die Theorie noch für die Praxis. Von den damals schon existierenden unterschiedlichen Vorgehensweisen wurden wir lediglich in einer Methode – zumindest ansatzweise – praktisch unterrichtet. Letztendlich lernten wir aber nur, endlos viele Übungen zur Mundmotorik durchzuführen. Das war alles andere als fundiert, um auf diesem Gebiet in der Praxis eine zielführende Therapie erfolgreich durchführen zu können.

Im ersten Ausbildungspraktikum hatte ich dann das Glück, einen Praktikumsanleiter zu haben, der sich in seinem therapeutischen Alltag der Therapie der myofunktionellen Störungen intensiv widmete. So lernte ich ein strukturierteres Arbeiten kennen, das diesem Störungsbild einen höheren Stellenwert einräumte, als es mir in der Ausbildung je vermittelt wurde.

Im Jahr 2002 machte ich mich als Logopädin selbstständig und arbeitete noch einige Zeit nach dem Prinzip, das ich im Praktikum kennengelernt hatte. Doch mit den Jahren verschwanden so gut wie alle mundmotorischen Übungen aus meinem therapeutischen Alltag. Besonders die Kräftigungsübungen für die Lippen und Wangen ließ ich schon sehr bald weg. Mit wachsender Routine meines therapeutischen Handelns überlegte ich, warum ich die vermeintlich unerlässlichen Übungen weglassen konnte und dennoch zu guten Ergebnissen kam.

So entwickelte sich fortlaufend meine ganz eigene Herangehensweise und die neue Therapiemethode entstand so kontinuierlich im therapeutischen Alltag. In den Jahren 2010 bis 2014 führte ich zusammen mit meiner Kollegin Steffi Kuhrt eine logopädische Praxis in Bruchsal/Nordbaden. Durch diese intensive Zusammenarbeit systematisierte sich das therapeutische Handeln weiter. Wir konnten unsere Arbeitsweisen sowohl durch eine gemeinsame theoretische Grundlage angleichen, als auch durch meine praxisbasierte Evidenz gut untermauern.

Mit diesem Buch möchte ich meine Überlegungen zur Behandlung von orofazialen Dysfunktionen nachvollziehbar erläutern und eine Handreichung zur konkreten und wirksamen Umsetzung der Methode in die Praxis geben. Es soll ebenso einen Beitrag zur Weiterentwicklung in der Logopädie leisten und Kolleginnen und Kollegen dazu ermuntern, das Gelernte und Tradierte im eigenen Handeln stets zu hinterfragen. Denn wir brauchen noch viel mehr qualitätssichernde Evidenz in unserer Profession. Therapie bedeutet nämlich, dass Menschen miteinander wirksam sind. Dazu bedarf es seitens des Therapeuten eines freien und wachen Geistes, der stets bereit ist, sich selbstkritisch zu reflektieren.

Tønder, Januar 2020

Petra Krätsch-Sievert

Einleitung

Die logopädische Übungstherapie als nicht-apparative Form der Intervention bei orofazialen Dysfunktionen wird häufig begleitend zu einer kieferorthopädischen Regulationstherapie durchgeführt. Ziel ist hierbei der Erwerb des somaten bzw. des adulten Schluckens sowie der korrekten Zungenruhelage. Bei Störungen orofazialer Funktionen hat sich im deutschsprachigen Raum seit den 80er Jahren des 20. Jahrhunderts die Übungsbehandlung fest im Gebiet der Logopädie verankert und gewinnt mit wachsendem Bewusstsein in der Gesellschaft immer mehr an Relevanz. Denn nicht nur bei Kindern und Jugendlichen gehört eine kieferorthopädische Behandlung schon fast zum Standard, ihre Bedeutung nimmt auch bei Erwachsenen stetig zu. Zudem wissen mehr und mehr Kieferorthopäden, dass Fehlstellungen der Zähne auf problematische Bewegungs- und Lagerungsmuster der Zunge zurückgeführt werden können, bzw. dass diese fehlerhaften Muster einen maßgeblichen Anteil daran haben. Deshalb werden zur Behebung orofazialer Dysfunktionen richtigerweise immer häufiger logopädische Übungstherapien ärztlich verordnet.

Die allgemeine medizinische Entwicklung befindet sich in einem steten Wandel und so ist der in der gesundheitspolitischen Diskussion immer lauter werdende Ruf nach evidenzbasierten Methoden auch im Bereich der Heilmittel nachvollziehbar und für eine verlässliche Versorgung der Patienten unverzichtbar.

Mit M.U.N.D.T® ist aus der logopädischen Praxis heraus erstmals eine evidenzbasierte Methode entstanden (PBE–paxisbasierte Evidenz), die effizient zu nachhaltigen Ergebnissen führt und den heutigen Erfordernissen an die Qualität von Behandlung, Transparenz und Interdisziplinarität entspricht.

In diesem Buch geht es sowohl um die theoretische Basis mit angrenzenden Themen und die Entstehung von M.U.N.D.T®, als auch um die praktische Umsetzung der Methode in der logopädischen Therapie. Zusätzlich beinhaltet es neben Material für die Anamnese und Diagnostik ein Handbuch zur strukturierten Gestaltung jeder einzelnen Therapieeinheit.

Adressen

Petra Krätsch-Sievert
logopaedie@kraetsch.de
www.logopaedie-kraetsch.de

Abbildungsverzeichnis

Der Verweis auf die jeweilige Abbildungsquelle befindet sich bei allen Abbildungen im Werk am Ende des Legendentextes in eckigen Klammern.

L143	Heike Hübner, Berlin
M1040	Petra Krätsch-Sievert, Tønder-Møgeltønder, Dänemark
O691	Dr. med. dent. Hjalmar Friese, Bruchsal
O692	Steffi Kuhrt, Weingarten in Baden

Fehler gefunden?

An unsere Inhalte haben wir sehr hohe Ansprüche. Trotz aller Sorgfalt kann es jedoch passieren, dass sich ein Fehler einschleicht oder fachlich-inhaltliche Aktualisierungen notwendig geworden sind. Sobald ein relevanter Fehler entdeckt wird, stellen wir eine Korrektur zur Verfügung. Mit diesem QR-Code gelingt der schnelle Zugriff.

https://else4.de/978-3-437-44462-3

Wir sind dankbar für jeden Hinweis, der uns hilft, dieses Werk zu verbessern. Bitte richten Sie Ihre Anregungen, Lob und Kritik an folgende E-Mail-Adresse: kundendienst@elsevier.com

Inhaltsverzeichnis

1 Theorie

1

1.1 Definition und Indikation

1.1.1 Definition

Die Entwicklung der nicht-apparativen Therapie des infantilen (oder auch viszeralen) Schluckens hat Ende der 60er Jahre des 20. Jahrhunderts mit der Arbeit von Garliner einen erneuten und wesentlichen Schub erhalten und schaffte so auch den Sprung nach Europa. Seit Anfang der 1980er Jahre wird das Störungsbild analog zu Garliners Begriff der ‚*Myofunctional Therapy*' im deutschsprachigen Raum **myofunktionelle Störung** (MFS) und dessen Behandlung **myofunktionelle Therapie** oder **Myofunktionstherapie** (MFT) genannt.

Hauptsächlich von Garliners Arbeit ausgehend und in starker Anlehnung an seine Definition des Problems finden wir Definitionen, deren Kern des Problems die *„Bewegungs- und Koordinationsabläufe sowie das muskuläre Gleichgewicht aller am Schlucken beteiligten Strukturen (Wangen-, Lippen- und Zungenmuskulatur)"* sind (dbl e. V. 2021).

Basierend auf meiner über 20-jährigen praktischen Berufserfahrung kann ich mich der nach wie vor nicht nachgewiesenen These von Garliner allerdings nicht anschließen. Zur klaren Abgrenzung von dieser bisher üblichen Sichtweise, dass eine myofunktionelle Störung in der Insuffizienz der Muskulatur begründet ist, habe ich mich entschieden, die Störung neu zu definieren und den tradierten Begriff nicht weiter zu nutzen. In Anlehnung an Bigenzahn (2003) verwende ich daher den Ausdruck **orofaziale Dysfunktion.** So wird die Funktion – um die es meines Erachtens hauptsächlich geht – hervorgehoben. Meine neue Definition einer solchen orofazialen Dysfunktion wendet sich dann ebenfalls ab vom Fokus auf die Muskulatur und hin zur Funktion (das Abrufen eines Bewegungs- und Lagerungsmusters) und deren Auswirkung auf den orofazialen Bereich.

Definition

Orofaziale Dysfunktion

Liegen während der späten Phase des Zahnwechsels ein viszerales Schluckmuster und / oder eine Fehllagerung der Zunge in Ruhe vor, ist dies ein dysfunktionaler Zustand und wird als **orofaziale Dysfunktion** bezeichnet.

Ergänzung: Bei den Betroffenen liegt keine Dysphagie vor, denn es besteht – obwohl das Schlucken in seinem Bewegungsmuster abweichend ist – keine Penetration der Atemwege oder die Gefahr dazu.

Meine hierfür anzuwendende Therapiemethode nenne ich M.U.N.D.T®. Zum besseren Verständnis meiner theoretischen Schlussfolgerungen skizziere ich sie hier kurz: Die Therapieziele sind der Erwerb der physiologischen Zungenruhelage, bei der der Hauptteil des Zungenrückens am Gaumen anliegt, und der Erwerb des adulten Schluckmusters. Zusätzlich werden alle Habits, die anstatt der Zungenruhelage und im Rahmen des Schluckablaufes stattfinden, abgebaut. Die Therapieziele sind dann erreicht, wenn sie dauerhaft Bestand haben, und automatisiert in den Alltag des Patienten übernommen worden sind. Sowohl die Zungenruhelage als auch das adulte Schlucken werden hierbei ohne vorangestellte oder begleitend stattfindende mundmotorische Übungen erarbeitet. Vielmehr findet ein Umlernen von einem nicht optimalen zu einem optimalen Schluckmuster statt.

Beschäftigt man sich ausführlicher mit der zu diesem Thema veröffentlichten Literatur, stößt man sehr häufig auf Therapiemethoden, die besonders die vermeintlich insuffiziente Muskulatur in den Fokus stellen. So ist über die Zeit ein breiter Übungskanon entstanden, der unter dem Oberbegriff Mundmotorik bzw. mundmotorische Übungen allgemein bekannt und ein Standard in der Therapie orofazialer Störungen geworden ist. Dabei haben weder Garliner noch andere Autoren bis heute diese These noch deren Folgen (die Fixierung auf das Training der Mundmotorik) nachgewiesen.

Auch stößt man in der Literatur stets auf eine weite Spanne von vermuteten Auslösern für eine sog. myofunktionelle Störung. Diese reichen bei Ruben und Wittich (2017, in Anlehnung an Clausnitzer, Bigenzahn und Meilinger) u. a. von „Verletzungen und Tumoren", über „Störungen der Motorik" und „Nachahmung" (S. 11), einer „vestibulären Minderleistung" (Kittel 2014, S. 37), einem „zu kleinem Durchmesser des Lippenschildes" des Flaschensaugers (Kittel 2014, S. 39) bis hin zu fehlerhafter kieferorthopädischer Intervention durch „zu glatte Oberkieferplatten", „Stress" oder gar „Interaktionsstörungen" (Ruben und Wittich 2017, S. 11). Auffallend ist, dass diese Nennungen in der jeweils angeführten Literatur weder näher erläutert, kritisch betrachtet, noch nachgewiesen werden. Diese ‚Ursachen' erscheinen in ihrer Vielfalt daher letztlich eher beliebig als (er-)klärend. Viele Autoren sind sich außerdem mit Fischer-Voosholz und Spenthof (2002) einig, dass es sich bei den Ursachen um ein „multifaktorielles System" (ebd., S. 16) handelt.

M.U.N.D.T® hingegen orientiert sich nicht an Ursachen(-geflechten), sondern ist vielmehr auf die zu erzielende physiologische Funktion (Ruhelagerung der Zunge und Schluckmuster) und den dafür erforderlichen Umlernprozess ausgerichtet.

Darüber hinaus ist für die Bezeichnung eines Störungsbildes die Benennung einer Ursache nicht erforderlich, wenn man der Internationalen Klassifikation der Krankheiten (ICD-10) der Weltgesundheitsorganisation (WHO) folgt. Es wird eine Erkrankung allein über ihre Symptomatik definiert. Eine Beschreibung dessen, wie sich ein Krankheitsbild darstellt, ist für eine eindeutige Definition eines Störungsbildes also völlig ausreichend, daher kann man auf Aufzählungen von – zumal nicht abgesicherten – Ursachen und Auslösern gut verzichten.

1.1.2 Indikation

Die Indikation zur therapeutischen Intervention ist aus meinem professionellen Selbstverständnis heraus nicht allein davon abhängig, ob eine Störung an sich vorliegt. Neben dem Störungsbewusstsein bzw. einem Leidensdruck des Patienten ist es bei einer orofazialen Dysfunktion insbesondere wichtig, welche Einschränkungen und Folgeproblematiken sich daraus ergeben und zu welchem Zeitpunkt im Rahmen der Gebissentwicklung die Störung festgestellt wurde (▶ Kap. 1.2 zur Zielgruppe).

Wichtig

Therapieindikation zur Therapie einer orofazialen Störung

Zwei Bedingungen müssen somit erfüllt sein, damit bei einer vorliegenden Störung eine Therapieindikation gegeben ist:

1. Der Zeitpunkt, wann ein Zustand vorliegt, entscheidet, ob es sich um eine interventionswürdige Störung handelt.
2. Und nur wenn sich eine solche Störung zugleich negativ auf die betroffene Person auswirkt, besteht eine Indikation zur Intervention.

Zu Punkt 1 der Therapieindikation

Zur Frage, ab wann ein viszerales Schluckmuster als pathologisch zu erachten ist, gibt es unterschiedliche Überzeugungen. Vorherrschend ist die in der Logopädie allgemein akzeptierte und gelehrte Annahme, dass bei Kindern spätestens im Alter von 3 Jahren, wenn das Milchgebiss also komplett entwickelt ist (in der Zahnmedizin als Nutzungsphase in der Gebissentwicklung bezeichnet), eine Umstellung vom viszeralen Schluckmuster auf das adulte erfolgt sein sollte. Furtenbach (2018) setzt da sogar noch früher an und schließt sich so Patti und Perrier d'Arc (2009) an, die postulieren, dass mit dem Beginn des Kauens von Nahrung beim Kleinkind (zwischen dem 8. und 16. Lebensmonat) eine Umstellung auf das adulte Schluckmuster – das „Kau-Schluckmuster" (Furtenbach 2018, S. 42) – erfolgt sein soll.

Mit einer therapeutischen Intervention sollte jedoch abgewartet werden, ob die Symptomatiken auch noch im späten Wechselgebiss oder nach vollzogenem Zahnwechsel vorliegen und sich dann zusätzlich hemmend auf eine kieferorthopädische Intervention auswirken. Denn i. d. R. weisen Kinder im Milch- und sogar noch im frühen Wechselgebiss mehrheitlich ein viszerales Schluckmuster auf, wie eine Studie von Grabowski (2007) zeigt.

Ruben und Wittich (2014, S. 23) schreiben hierzu:

„Grabowski et al. (2007) untersuchten 766 Kinder mit Milchgebiss. Dabei wiesen 89 % der Kinder eine MFS auf. Die Untersuchung von 2275 Kindern mit frühem Wechselgebiss deckte bei 90 % myofunktionelle Auffälligkeiten auf."

Mittmann (2021, S. 1) führt hierzu an: *„Nach Stahl et al. (2007) liegt die Prävalenz einer orofazialen funktionellen Dysfunktion bei Kindern mit einem Milchgebiss bei 62% und bei Kindern mit einem Wechselgebiss bei 81 %."* Wird in einer bestimmten Altersgruppe – dem Mehrheitsprinzip folgend – also ein Entwicklungsstand als der allgemein übliche festgestellt, dann kann er nur schwer zugleich als pathologisch – und somit therapiebedürftig – definiert werden. Liegen bei einem Kind im Kindergarten- oder Vorschulalter also ein viszerales Schluckmuster und/oder eine Fehllagerung der Zunge in Ruhe vor – auch wenn sich deshalb im Milchgebiss vermeintlich schon negative Auswirkungen (z. B. offener Biss) zeigen – dann impliziert dies nicht eine Therapieindikation.

Zu Punkt 2 der Therapieindikation

Nur wenn sich mindestens einer der als dysfunktional erwiesenen Umstände (Schluck-, Zungenlagerungsmuster) ungünstig auf die Zahnstellung im späten Wechselgebiss auswirkt, sollte therapeutisch interveniert werden.

Zeigen sich bei einem 11-jährigen Kind z. B. ein viszerales Schluckmuster und eine falsche Ruhelagerung der Zunge, liegt eine orofaziale Dysfunktion vor. Wenn die Symptome aber keine negative Auswirkung auf die Zahnstellung haben, dann liegt bei der betroffenen Person nach meiner Definition zwar eine Störung vor, diese indiziert dennoch keine therapeutische Intervention.

Definition und Therapieindikation sind für die Beantwortung der Frage, ob eine Intervention nötig ist, also untrennbar miteinander verknüpft.

1.2 Zielgruppe

M.U.N.D.T® wurde für eine bestimmte Zielgruppe entwickelt, in der Kinder, Jugendliche und Erwachsene bei vorliegender orofazialer Dysfunktion eine kieferorthopädische Zahnstellungskorrektur erhalten. Da der Zahnwechsel sehr individuell ist und eine große zeitliche Spannbreite hat, werden aus der Gruppe der Kinder ausschließlich diejenigen behandelt, die sich im Stadium des späten Wechselgebisses (10. bis 13. Lj.) befinden und nicht jene, die noch gar nicht oder erst am Beginn ihres Zahnwechsels sind.

Das frühe Wechselgebiss ist eine Phase im Zahnwechsel, die mit dem Durchstoßen der Sechsjahrmolare beginnt und mit dem Wechsel der oberen Schneidezähne endet. Diese Phase findet i. d. R. zwischen dem 6. und 9. Lebensjahr statt; daran schließt sich (nach einer wechselfreien Zeit von ca. 1–1,5 Jahren) die Phase des späten Wechselgebisses an.

M.U.N.D.T® wurde für die Anwendung bei Personen ab einem Alter von ca. 9 Jahren entwickelt. In diesem Alter haben die Kinder neben dem Status im Zahnwechsel zusätzlich einen wichtigen Schritt in ihrer kognitiven Entwicklung vollzogen. Sie sind in der Lage, systematisches und komplexes Denken anzuwenden und so sowohl eine Situation als Ganzes wie auch in ihren Einzelheiten zu erkennen. Sie verstehen die abstrakten Therapieinhalte und können diese auch gut umsetzen. Durch den Schulalltag sind sie zusätzlich regelmäßige Hausaufgaben gewohnt. Viele Patienten spielen in diesem Alter z. B. ein Instrument oder üben in ihrer Freizeit eine Sportart aus. Bei beidem macht man schnell die Erfahrung, dass nur das konstante Üben gute Fortschritte erzielt. Diese Erfahrungen macht sich M.U.N.D.T® zunutze.

Wichtig

Die Methode ist nicht für die Anwendung bei frühkindlichen Schluckstörungen im Säuglings- oder Kleinkindalter und auch nicht für Personen mit eingeschränkten kognitiven Fähigkeiten geeignet, da sie ein recht hohes Maß an Verständnis und aktiver Mitwirkung des Patienten erfordert. Sie ist weder zur Therapie von Dysphagien im Erwachsenenalter, noch zur Behandlung von Aussprachestörungen konzipiert.

M.U.N.D.T® erhebt nicht den Anspruch, ganzheitlich zu wirken, vielmehr kommt hier eine konkret auf ein spezifisches Ziel ausgerichtete Arbeitsweise zum Tragen.

1.3 Muskulatur und Funktion

Ausgehend von den Beobachtungen von Nadoleczny (1912, in Bigenzahn 2003), Straub (1962, in Meilinger 1999), Kittel (2014) und Garliner (1989) hat sich in der Therapie myofunktioneller Störungen zum Ende des 20. Jahrhunderts hin die Annahme manifestiert, dass eine funktionale Störung, die das Schluckmuster beeinflusst, in der Hauptsache aus einer insuffizienten – meist hypotonen – Muskulatur des orofazialen Systems resultiert, und sich das stomatognathe System (funktionelle Gesamtheit des Mund- und Kiefersystems) daher nicht in der erforderlichen funktionellen Balance befindet, um das adulte Schluckmuster ausführen zu können. Man geht davon aus, dass entscheidende Teile der orofazialen Muskulatur zu schwach sind, um die für die Anwendung des somaten Schluckmusters nötigen Bewegungen der Elevation (Anhebung) und Okklusion (Verschluss) überhaupt ausüben zu können.

Bei der Mehrheit der im deutschen Sprachraum angewandten Therapieansätze wie denen von Clausnitzer (2004), Fischer-Voosholz und Spenthof (2002), Kittel (2014), Rogge (2014) und Schuster (2017) stehen daher stereotyp die Kräftigung, Aktivierung, Stärkung oder auch Tonisierung der Lippen-, Wangen- und Zungenmuskulatur im Fokus der logopädischen Intervention.

Stellvertretend sei hier Kittel angeführt, die schreibt: *„Dieses Konzept ist so aufgebaut, dass zunächst die Muskulatur trainiert wird und dann die Schlucktherapie erfolgt" (Kittel 2014, S. 10). „Erst wenn die Muskulatur myofunktionell vorbereitet ist, folgen Schluckübungen"* (Kittel 2014, S. 53).

Bedingte Ausnahmen mögen die auf die Prävention fokussierte Herangehensweise von Furtenbach (2013) und die Schwerpunkte Wahrnehmung und frühkindliche Reflexe bei Ruben und Wittich (2017) sein.

Die von Garliner initiierten Überlegungen zur muskulären Schwäche der Muskulatur und die daraus resultierenden Vorgehensweisen zur Behebung der Störung halten nach meinen Erfahrungen aus der Praxis jedoch nicht stand. Bei fast 500 Patienten, die mit der ärztlichen Diagnose ‚viszerales Schluckmuster' an mich zur logopädischen Therapie weiterverwiesen und mit M.U.N.D.T® therapiert wurden, zeigten sich bei über 80 % Therapieerfolge (Krätsch-Sievert, 2019), ohne dass spezifisch an der Muskulatur gearbeitet wurde.

Das bestätigt den Ansatz von M.U.N.D.T®, bei dem der Fokus nicht auf der Funktion und dem Training einzelner Muskeln liegt, sondern auf dem Umlernen einer Funktion im Sinne der physiologischen Ausführung eines Bewegungsmusters.

1.3.1 Zunge

Die bisher gängige Meinung ist, dass die Zunge v. a. im „Mittelteil" (Schuster 2017, S. 10) zu schwach sei, um den nötigen Kraftaufwand zur Elevation an das Palatum aufzubringen. Bei Kittel (2014, S. 62) wird nach dem Absolvieren allgemeiner Zungenübungen zusätzlich *„speziell am Zungenmittelteil gearbeitet, da dies bei allen falsch schluckenden Patienten die schwächste Stelle ist"*.

Aufgrund dieser vermeintlichen muskulären Schwäche sei die Protrusion der Zunge bzw. der Abruf des viszeralen Schluckmusters für den Patienten die einzige Möglichkeit zur Ausführung des Schluckaktes. *„Der Tonus der Zunge ist unausgeglichen, der Mittelteil ist schwach"* (Clausnitzer 2004, in Schuster 2017, S. 10) und *„Kinder mit Zungenfehlfunktionen weisen speziell am Zungenmittelteil eine Tonusschwäche auf"* (Ruben und Wittich 2017, S. 43).

In der Literatur gibt es jedoch keine Aussagen darüber, warum die Muskelanteile des Zungenmittelteils derart im Fokus der Betrachtungen stehen und eine solch zentrale Bedeutung für den Erwerb des adulten Schluckmusters bzw. den Schluckakt als solchem haben. Denn dieser Abschnitt des Zungenkorpus ist beim Schluckakt nur ein Teil der nach dorsal verlaufenden wellenförmigen Bewegung der Zunge, die zur Triggerung des reflektorischen Schluckakts benötigt wird. Bei Bartolome und Schröter-Morasch (2018, S. 16) kann man dazu lesen: *„Die Zunge bewegt sich nach superior-anterior. Durch die sequenzielle Wellenbewegung bildet sie Kontakt mit dem harten Gaumen und befördert so den Bolus über die Hinterzunge in den Oropharynx."*

Exkurs Muskeltonus

Tonus – der Spannungszustand eines Muskels

Ein inaktiver, also ein ruhender Muskel – so auch im orofazialen Bereich – ist locker und dehnbar. Ein aktiver Muskel hat eine vergleichsweise festere Struktur, eine gesteigerte Spannung, also einen höheren Tonus. Dieser wirkt meist verkürzend auf das Muskelgewebe, was i. d. R. im orofazialen Bereich gut sichtbar ist.

Der für die Ausübung einer Funktion optimale (eutone) Muskeltonus stellt sich den Erfordernissen entsprechend ein. Allerdings kann es auch ein Zuwenig an Spannung in einem Muskel geben, dann ist dieser hypoton. Hat ein Muskel zuviel Spannung, dann spricht man von einem hypertonen Spannungszustand.

Da motorische Aktionen besser gelingen, wenn sie im Sinne ihrer beabsichtigten Effekte in der Umwelt und nicht nur einfach als körperliche Bewegungsmuster geplant werden, sind auf einzelne Muskelgruppen konzentrierte Übungen nicht zielführend, da sie dem funktionellen Zusammenhang entrissen sind.

Trotz dieser tradierten und hoch angesiedelten Relevanz gibt es zur spezifischen Ermittlung des Tonus (v. a. des Zungenmittelteils) weder eine verlässliche normative Datenlage, noch valide diagnostische Instrumente. In der logopädischen Praxis findet die Beurteilung zum Tonus der Zunge daher i. d. R. nach Augenschein bei möglichst herausgestreckter Zunge und der sich außerhalb des Mundes horizontal und vertikal bewegenden Zungenspitze statt. Diese visuelle Einschätzung ohne valide Beurteilungskriterien oder Normvorgaben ist eine sehr willkürliche und subjektive Form der Einschätzung, die darüber hinaus keine verwertbaren Rückschlüsse auf die intraorale Bewegungsfähigkeit der Zunge während des Schluckens zulässt. Eine rein visuelle Beurteilung kann so durchaus zu falschen Rückschlüssen führen. Denn eine sichtbare Vertiefung in der Zungenmitte könnte auch von einer Problematik der posterioren Ansätze des Zungenbandes herrühren. Daher hat eine Funktionsbeurteilung Vorrang.

Kraft

Für das Schlucken ist eine Zunge in Bewegung erforderlich. Sie muss sich anheben (Elevation), eine Wellenbewegung ausführen und wie ein Kolben nach hinten stoßen können. Das dient sowohl dem Bolustransport als auch der Triggerung des Schluckreflexes. Dafür benötigt die Zunge eine gewisse Kraft. Für das viszerale oder auch frühkindliche Schlucken geschieht die erforderliche Anhebung nicht, sondern wird meist durch Protrusion ersetzt. Doch auch hierfür (weil eine Bewegung erfolgt) muss Kraft aufgewendet werden.

Für die vermeintlich notwendige Kräftigung des Zungenmittelteils kommen i. d. R. gerne sog. Ansaugübungen zum Einsatz. Bei meist relativ weit geöffneten Kieferreihen wird der Zungenkorpus völlig unphysiologisch so kräftig wie möglich am Gaumen angesaugt. Bei solchen Übungen kommt es aber gar nicht zu einer Kraftentwicklung des Zungenkorpus, sondern vielmehr zu einem starken Sog, der sich auf die Zunge und das Zungenbändchen überträgt und im Zweifelsfall den Mundboden unphysiologisch mit anhebt.

Dabei schmerzt das Zungenbändchen oft, da hier ein Zug auf eine Gewebestruktur ausgeübt wird, der unangemessen ist. Denn das Zungenband besteht hauptsächlich aus kollagenen Fasern, die nur zu einem sehr geringen Prozentsatz (ca. 3 %) dehnbar sind.

Messungen aus der Dysphagietherapie (Steele 2015) zeigen zudem, dass beim Schlucken nur rund 20 % der maximal möglichen Kraft (Druck der Zunge gegen den Gaumen) aufgewendet werden. Maximalkraftübungen sind zur Optimierung des Schluckablaufes also nicht nötig.

Vom physiologischen, adulten Schluckablauf her betrachtet ist es also nicht nachvollziehbar, warum – abgesehen vom Fehlen verlässlicher Beurteilungskriterien des Zustands der Zungenmuskulatur – die Zungenmitte im Vergleich zu anderen Bereichen des Zungenkorpus besonders aktiviert, eutonisiert oder gar gekräftigt werden müsste. Darüber hinaus ist die hierzu verwendete Nomenklatur bis heute weder einheitlich noch selbsterklärend.

Aktivität

Ein weiterer nicht definierter, aber häufig genutzter Begriff ist die Aktivität. So wird fast suggeriert, beim viszeralen Schlucken gäbe es nicht genug Aktivität insbesondere der Zungenmuskulatur. Die Zunge sei beim viszeralen Schlucken zu wenig aktiv bzw. sie müsse zur korrekten Bewegung aktiviert werden.

Kittel lässt dafür z. B. die Ansaugübungen (AÜ11 und AÜ12) mit Gummiringen durchführen, die die *„Aktivierung aller für das Schlucken notwendigen Muskeln“* (Kittel 2014, S. 130–131) zum Ziel haben.

Man findet sogar Ansätze (z. B. NF!T nach Rogge 2014), bei denen die Aktivierung zum korrekten Bewegungsmuster indirekt erfolgen soll. Das gelingt angeblich, indem man an sog. Primärfunktionen arbeitet, die einem Problem vermeintlich zugrunde liegen.

Bei jedem Schluckakt ist die Zungenmuskulatur aber durch ihre Bewegung bereits aktiv – auch bei einem viszeralen Schlucken mit Protrusion der Zunge. Und auch bei einem solchen Schluckmuster wurde Nahrung zuvor durch Kauen zerkleinert.

Warum also sollten durch gezielte Übungen einzelne Muskelgruppen der Zunge, der Wange oder der Lippen überhaupt gesondert aktiviert werden?

Zumal bei einigen Übungen (z. B. bei Kittel die Übungen ZÜ8 und ZÜ14) bei herausgestreckter Zunge erfolgen. Bei diesen Übungen, die bei herausgestreckter Zunge erfolgen, sind die longitudinalen Anteile der intrinsischen Zungenmuskulatur entspannt, beim Schlucken sind sie aber aktiv. Somit hat diese isolierte Bewegungsfähigkeit keinen Zusammenhang mit dem Bewegungsmuster des adulten Schluckens und ist somit nicht unmittelbar auf die Schluckfunktion übertragbar.

Auch alle Übungen, die bei geöffneten Zahnreihen erfolgen und das Ansaugen des Zungenkorpus an den Gaumen zum Ziel haben, lassen sich ebenfalls nicht auf das Bewegungsmuster beim somaten Schlucken abbilden. Weder wird beim Schlucken derart viel Kraft oder Sog aufgewendet, noch sind weder bei der korrekten Zungenruhelage noch beim physiologischen Schlucken die Kieferreihen weit geöffnet. Vielmehr besteht durch Erarbeiten solcher Übungen bei geöffnetem Kiefer die Gefahr, dass sich alte Schluckmuster weiter festigen. Denn viele Patienten zeigen beim viszeralen Schlucken geöffnete statt geschlossene Zahnreihen.

1.3.2 Lippen

Neben der Kräftigung der Zunge wird bei den meisten bekannten Therapieansätzen auch viel Augenmerk auf die Kräftigung des M. orbicularis oris gelegt. Bei Furtenbach (2014) gelten die nicht geschlossenen Lippen (die offene Mundhaltung, OMH) sogar als Leitsymptom einer orofazialen Störung. *„Das Leitsymptom mit* *den größten negativen Auswirkungen – nicht nur auf die Gebissentwicklung – ist die offene Mundhaltung (OMH)*" (Furtenbach 2014, S. 247).

Aber nicht nur bei habituellen Mundatmern, die in der Praxis allerdings nicht sehr häufig vorkommen (Zahlen der Autorin verzeichnen eine Häufigkeit von unter 3 %), sondern auch bei allen anderen Patienten wird allgemein davon ausgegangen, dass die Lippenmuskulatur zu schwach sei, um sich beim Schluckakt – so wie von Garliner (1989) beschrieben – von unten gegen die oberen Zähne zu drücken, wobei dabei wiederum der M. mentalis inaktiv zu sein hat. „*Simultaneously the lips … exert posterior force against the upper dentition*" (Garliner 1989, S. 7). Das mündete bei gängigen Behandlungsmethoden in Übungen zur Kräftigung der Lippenmuskulatur, z. B. der Federwaage, dem Knopf-Tauziehen und unterschiedlichen Übungen mit dem Spatel, bei denen eine kompensatorische Aktivität des M. mentalis eigentlich nicht zu vermeiden ist. Auch kommen hierbei gerne Hilfsgeräte wie Mundvorhofplatten zum Einsatz, die sich ebenso wie die oben beschriebenen Hilfsmittel z. T. sogar zwischen den Lippen befinden. Das führt neben einer Aktivierung des M. mentalis, eines Vorschubs der Mandibula, auch gerne zu einem Pressen der Lippen, was weder für die Zungenruhelage noch für das Schlucken benötigt wird.

Aus der oben erwähnten Beschreibung des Schluckaktes von Garliner (1989) ist abzuleiten, dass es bei bisherigen Ansätzen eine hohe Relevanz des sog. Mundschlusses gibt, obwohl diese mangels näherer Erläuterungen nicht nachvollziehbar ist. Denn der Lippen- oder Mundschluss (ohne Beachtung der Zungenruhelageposition) ist für sich genommen kein eigenes therapeutisches Ziel. Denn es bedarf für die Funktion Schlucken keines Verschlusses des M. orbicularis oris.

Viele Autoren sind der Ansicht, dass das adulte Schlucken nur durch einen intraoralen Unterdruck gelingt, der ausschließlich durch geschlossene Lippen erzeugt werden kann. Dem kann ich mich nicht anschließen, da es beim Schlucken zwar an sich um den Wechsel von Verschluss und Öffnung geht (▶ Kap. 2.1.2), der Verschluss der Lippen aber lediglich für die Aufnahme von Nahrung (sowohl flüssig als auch fest) nötig ist.

Der Lippenschluss ist zusätzlich einer von drei Teilen, aus denen die physiologische Zungenruhelage besteht. Er ist aber nicht als isoliert zu erarbeitendes Ziel sinnvoll; das würde einer Fraktionierung entsprechen, die Forrest (2002) als nicht zielführend beschrieben hat. Denn „*letztlich kann nur die Gesamtbewegung auch ein sensorisches Feedback geben. Wird eine Gesamtbewegung fraktioniert, dann können die eigentlich miteinander verknüpften Teilbewegungen nicht das für das korrekte Ausführen der Zielbewegung notwendige sensorische Feedback erzeugen*" (Forrest 2002, S. 152).

Der Lippenschluss besitzt neben seiner ästhetischen auch eine Relevanz für die Mundflora, insbesondere im Mundvorhof. Trocknet der Mundvorhof bei dauerhaft geöffneten Lippen aus, dann kann es z. B. zu (farblichen) Veränderungen am Zahnschmelz kommen.

1.3.3 Mundmotorik

Obwohl es bereits frühzeitig Bedenken zum methodischen Vorgehen Garliners gab, und auch die Deutsche Gesellschaft für Kieferorthopädie (DGKFO) schon 1988 (Tenhündfeld 2014) eine umfassende Muskelschwäche (Hypotonie) des orofazialen Systems als Ursache für eine Dysfunktion kritisch betrachtete, etablierten sich Ende des 20. Jahrhunderts im deutschsprachigen Raum an Garliner angelehnte Behandlungsmethoden, u. a. die von Kittel (2014), Clausnitzer (2004) oder Fischer-Voosholz und Spenthof (2002).

Es fiel zwar durchaus auf, dass bei Garliner direkt am Schlucken gearbeitet wird und sich die kräftigenden Übungen erst daran anschließen. Die Kritik an der Reihenfolge des methodischen Vorgehens bei Garliner führte aber nicht zur kritischen Betrachtung der eigentlichen These von der problematischen Muskulatur als Ursache für die Dysfunktion. Vielmehr wurde bei der Entwicklung weiterer Behandlungskonzepte i. d. R. lediglich die Reihenfolge des therapeutischen Vorgehens geändert.

So äußerte sich Kittel dazu: *„Ziel ist zwar das korrekte Schlucken …, aber Schluckübungen dürfen nicht gleich zu Beginn der Therapie angeboten werden, was im Gegensatz zum amerikanischen MFT-Programm steht (z.B. Garliner 1982)“* (Kittel 2014, S. 59).

Das Erlernen des adulten Schluckmusters wurde daher häufig einfach an das Ende eines auf die Durchführung mundmotorischer Übungen fokussierten therapeutischen Prozesses gestellt. So wurde es über die Jahrzehnte fast zum Standard, dass jede Behandlung mit Übungen zur Kräftigung, Aktivierung und Tonisierung der orofazialen Muskulatur zu beginnen hat oder diese zumindest enthält. Bei Garliner findet man bereits einen breiten Kanon diverser Übungen hierzu, der aber im deutschsprachigen Raum weiter ausgebaut wurde (bei Clausnitzer (2004) gibt es z. B. über 260 Übungen). Die Entstehung dieser vielfältigen Übungen leitet sich vermutlich auch von den Beschreibungen des Schluckakts bei Garliner (1989) oder auch Bigenzahn (1995) ab.

Garliner (1989) beschreibt den Schluckablauf wie folgt:

- *Normal swallow* (normaler Schluckakt)
- *Tongue glides against the rugae* (Zunge gleitet an die Rugae)
- *The masseters are flexed* (die Mm. masseter sind angespannt)
- *Mentalis is passive* (der M. mentalis ist inaktiv)
- *Orbicularis oris moves with force against the upper dentition* (der M. orbicularis oris bewegt sich kraftvoll gegen die obere Zahnreihe)

(Garliner 1971, S. 11; Übersetzung durch die Autorin)

Für den Schluckakt muss also der M. orbicularis oris von außen mit Kraft gegen die Zahnreihen drücken; der Muskel wäre also aktiv. Diese Beschreibung eines physiologischen Schluckakts konnte in meinem Praxisalltag allerdings nicht nachvollzogen werden. Denn wäre der M. orbicularis oris tatsächlich aktiv und würde Kraft in Richtung der Zahnreihen ausüben, dann ginge das nicht ohne gleichzeitige Aktivität des M. mentalis oder des M. zygomaticus. Diese sind beim Schlucken aber nicht aktiv.

Die Lippen sind beim Schlucken zwar geschlossen, jedoch lassen sie sich während eines somaten Schluckakts ohne Widerstand passiv bewegen und sogar öffnen. Durch diesen einfachen Selbstversuch wird der von Garliner beschriebene Schluckablauf bezogen auf den M. orbicularis oris in Frage gestellt.

Ebenso kritisch erachte ich die zweite der vier Schluckphasen, wie sie Bigenzahn (2003) beschreibt und demzufolge es nach Wein et al. (1988) „Zungenschluckphasen“ gibt:

1. Sammelphase
2. Vorbereitungs- bzw. Aufschaufelphase
3. Förder- bzw. Verdrängungsphase
4. Abschlussphase

In der zweiten der vier aufgeführten Phasen wird die Flüssigkeit *„von der Zunge aufgeschaufelt. Der Zungengrund bleibt angehoben. Die Zungenspitze gleitet unter die Flüssigkeit und bildet eine Mulde im vorderen Bereich der Zunge“* (Bigenzahn 1995, S. 26). Ginge man also nach Bigenzahn, dann würde sich die Zunge bei Aufnahme von Schluckgut (zumindest beim Trinken) regelmäßig nach dorsal zum Zungengrund hin verlagern, damit die aufgenommene Flüssigkeit auf dem Mundboden gesammelt (Phase 1) und platziert werden kann.

Dodd, Cook et al. (1989) unterscheiden anders als Bigenzahn zwei Gruppen unterschiedlicher Schlucktypen: die Dipper und die Tipper. Wobei sie feststellen, dass nach dem ‚Dippen‘ (dem Aufschaufeln aus dem Mundboden) der weitere Schluckablauf genau gleich wie beim ‚Tippen‘ (Lagern des Bolus supralingual) ist.

Es scheint mir eher so zu sein, dass es je nach Menge und Konsistenz gewisse Variablen gibt, wo genau sich Schluckgut in der Cava oris befinden kann, bevor es auf dem Zungenrücken als zu schluckender Bolus gelagert wird.

Daraus unterschiedliche Schlucktypen abzuleiten, halte ich für nicht indiziert. Zumal Dodd, Cook et al. eben weiter beschreiben, dass der Schluckablauf beider ‚Typen‘ sich nicht unterscheidet, außer eben bei der (Vorab-)Lagerung des Schluckgutes.

Unter anderem bei der Methode von Clausnitzer (2004) gibt es Übungen, bei denen Flüssigkeit bewusst in den Mundvorhof gegeben wird. Von dort muss die zu schluckende Flüssigkeit zuerst weiter in die Cava oris hinein befördert werden (z. B. durch Schlürfen), um sie dann abschlucken zu können.

Wer Flüssigkeit oder festere Nahrung zur Probe am Mundboden oder im Mundvorhof platziert, wird feststellen, wie dies als ungewohnt, fremd und störend empfunden wird. Gerät bei der Nahrungsaufnahme oder während des Kauens z. B. ein kleiner Himbeerkern oder eine Mohnsaat unter die Zunge, dann wird dies oft als so störend empfunden, dass das Objekt schnellstmöglich entfernt wird. Ebenso verhält es sich, wenn sich etwas im Mundvorhof befindet. Zwar kann es passieren, dass sich Schluckgut während des Kauens sublingual befindet, das wird dann aber durch eine Abwärts-Aufwärts-Bewegung der Zunge wieder auf die Zunge befördert. Befinden sich nach dem Schlucken Residuen am Mundboden oder im Mundvorhof, ist das nach meiner Erfahrung als Symptom i. d. R. nur bei Patienten mit neurologischen Problemen oder Traumata in der Mundhöhle zu beobachten.

Exkurs

Dipper und Tipper

Dodd et al. (1989) sind der Ansicht, dass es zwei physiologische Formen des Schluckens gibt: Die Dipper und Tipper. Wobei die Tipper ca. 75 % der Schlucker ausmachen. Betrachtet man das Setting für die Schluckuntersuchungen an 258 erwachsenen Probanden (älter als 20 Jahre) genauer, fällt Folgendes ins Auge:

- Unterschieden werden Dipper (‚Aufschaufeler‘), die das Schluckgut sublingual, und Tipper, die das Schluckgut supralingual lagern, obwohl die Dipper das Schluckgut auch auf den Zungenrücken befördern, bevor sie letztendlich abschlucken.
- Bei den Schluckversuchen mussten die Probanden das Schluckgut (10 ml Bariumbrei) zwischen 3 und 5 Sekunden im Mund behalten, bevor sie es abschlucken durften. Dass das Schluckgut während dieser relativ langen Verweildauer im Mund verschieden ‚gelagert‘ wird, weil es vielleicht als

unterschiedlich angenehm empfunden wurde, wurde in der Auswertung als Faktor nicht berücksichtigt.

- Es wird hervorgehoben, dass alle Probanden schluckgesund waren, die Kriterien dazu wurden aber nicht aufgeführt. Da es sich hier um eine Arbeit im Bereich der Dysphagieforschung handelt, könnte es sein, dass die Schluckgesundheit damit gleichgesetzt wurde, dass es bei den Probanden nicht zu Penetrationen oder Aspirationen kam. Und so ist es nicht ausgeschlossen, dass sich unter den Probanden auch Personen mit einer orofazialen Dysfunktion befunden haben könnten.
- Jeder Proband musste 3-mal Schlucken. Zeigte ein Proband bei den beiden ersten Malen das gleiche Schluckmuster, musste er für das dritte Mal seine Art ändern. Dafür wurden die Probanden kurz instruiert. War also jemand bei zwei Schluckversuchen ein Tipper, sollte er beim dritten Schluck ein Dipper sein und umgekehrt. Dies gelang den Probanden nach Angaben der Autoren problemlos. Diesen Umstand heben die Autoren besonders hervor, um dadurch zu bekräftigen, dass es bei schluckgesunden Menschen zwei Sorten von Schluckarten gibt.

Die Autoren konnten feststellen, dass sich das ‚Dippen' bei der Altersgruppe der über 60-Jährigen häuft. Wie es zu dieser Häufung kam, wurde nicht weiter diskutiert.
Dipper und Tipper schlucken dieser Arbeit zufolge also alle gleich, nur lagern sie das Schluckgut (Barium) vor dem Schlucken unterschiedlich.

Da es sich hier um Schluckversuche mit Bariumbrei handelt – einer Konsistenz, die nicht gekaut werden muss – und Trinken i. d. R. nicht mit einer Verweildauer von 3-5 Sekunden in der Cava oris einhergeht, habe ich mich entschieden, auf eine Unterscheidung von Dippern und Tippern bei M.U.N.D.T® zu verzichten.

Auch wird regelmäßig behauptet, die Wangenmuskulatur wäre beim Kauen und Schlucken aktiv (Bartolome, Schröter-Morasch 2018), wobei dabei i. d. R. auf die Mm. buccinator alleinig abgehoben wird; die für das Kauen zuständigen Anteile der Mm. pterygoideus finden dahingegen keine Beachtung. Die Praxis zeigt jedoch ein anderes Bild: Beim Kauen öffnen und schließen sich die Kieferreihen. Bei jeder Öffnung während der Kaubewegung werden die Wangen passiv vertikal gedehnt und legen sich so passiv an die Außenseiten der Molaren an. Wäre die Wangenmuskulatur während des Kauens aktiv, dann käme es nicht zu einer Dehnung der Wangen. Der Faserverlauf der Buccinatoren ist im Übrigen horizontal und nicht vertikal in den Wangen liegend. Daher ist deren Anspannung als mimische Aktivität (beim Weinen und Lachen) sichtbar. Die Buccinatoren werden auch als Trompetermuskel bezeichnet, da sie beim Spielen eines Blasinstruments aktiv sind, damit sich die Wangen dabei nicht aufblasen. Während des Kauens können sie sogar passiv bewegt werden, ohne dass das Kauen dadurch beeinträchtigt wird, daraus ist eine gewisse Inaktivität dieser Muskeln abzuleiten. Gleiches kann man beim Schlucken feststellen.

Wenn aber weder der M. orbicularis oris, der M. mentalis, die mimische Muskulatur und auch nicht die Buccinatoren beim somaten Schlucken aktiv sind, dann sind Übungen zur Erhöhung der Lippenkraft oder zur Verbesserung des Lippenschlusses ebenso wenig zielführend wie die Kräftigung der Wangenmuskulatur und deshalb nicht nötig. Ebenso ist eine Steigerung der Zungenbeweglichkeit in Richtung Zungengrund und zurück in Richtung der Schneidezähne nicht indiziert. Übungen, die das nach-vorne-Schieben der Zunge erfordern, sind dem *tongue thrust* sogar sehr ähnlich; was doch gerade als Bewegungsmuster nicht erwünscht ist.

Wichtig

Wenn es also um das Ändern bzw. Umlernen eines Bewegungsmusters geht, dann ist es nicht zielführend, isolierte Muskelübungen hochfrequent zu wiederholen – sie wie therapeutische Zwischenschritte einzuschleifen – da diese dem somaten Schluckablauf sogar oft zuwiderlaufen. Bespielhaft hierfür stehen neben den oben erwähnten Übungen auch die vielen bekannten Ansaug- und auch Schluckübungen, die bei geöffneten Zahnreihen erfolgen. Hier wird eindeutig das Gegenteil von dem vermittelt, was das somate Schluckmuster erfordert, oder wie es Garliner (1971) zu Recht schrieb: *„The name of the game is occlusion"*.

Die Durchführung kräftigender (mundmotorischer) Übungen zur Tonussteigerung der fazialen und oralen Muskulatur sind für den Erwerb eines somaten Schluckmusters wegen der oben angeführten Gründe:

- überflüssig, weil der nötige Tonus hinreichend hergestellt werden kann
- sinnlos, weil die vermeintlich trainierte Struktur beim Schlucken oft gar nicht aktiv ist
- nicht zielführend, weil die Fraktionierung eines komplexen Ablaufs in einzelne isolierte Bewegungen für die Hirnsteuerung nicht zu synthetisieren ist
- kontraindiziert, weil viele Übungen deutlich von der Zielbewegung abweichen

1.3.4 Artikulation

Läge einer orofazialen Dysfunktion tatsächlich i. d. R. die Schwäche der orofazialen Muskulatur zugrunde, dann würde sich eine solche Schwäche auch deutlich auf den Bereich der Artikulation auswirken. Insbesondere die Laute der zweiten und dritten Artikulationszone (/s/, /sch/, /l/, /n/, /d/, /t/, /k/, /g/, /ŋ/, /x/, /j/) müssten dann (zumindest gelegentlich) betroffen sein; und somit müsste eine Artikulationsstörung häufiger zum Symptomenkomplex einer orofazialen Dysfunktion gehören. Plosive und Frikative können nämlich nur gebildet werden, wenn sich apikale oder dorsale Teile der Zunge mit einem gewissen Muskeltonus zum Palatum hin anheben.

Die Vorkommenshäufigkeit von Artikulationsstörungen jeglicher Art im Zusammenhang mit einer orofazialen Dysfunktion liegt nach meinen Zahlen (Krätsch-Sievert 2019, S. 21–28), die ich an 487 Patienten in meinen logopädischen Praxen erhoben habe, bei einer Rate von nur 4,7 %. Dabei gab es in dieser Zeit nur zwei Patienten, die Probleme mit der Bildung bilabialer Laute hatten. Alle anderen Patienten hatten Störungen der Zischlautbildung bzw. der Lautbildung der zweiten Artikulationszone. Störungen bei /x/, /g/ und /k/ konnten in diesem Kontext überhaupt nicht beobachtet werden. Kein Patient hatte somit eine Störung der dritten Artikulationszone.

Dieser geringe Anteil an Artikulationsstörungen ist vermutlich dem Umstand geschuldet, dass die Patienten nicht jünger als 8 Jahre waren und bei jedem somit die Phase der Lautentwicklung klar abgeschlossen war.

Diese Zahlen aus meiner Praxis zeigen, dass orofaziale Dysfunktionen nur zu einem geringen Teil zusammen mit Störungen der Artikulation auftreten.

Alle von einer Artikulationsstörung betroffenen Patienten waren in der Lage (spätestens nach taktiler Stimulation des Zielortes), die Papilla incisiva mit der Zungenspitze zu berühren. Daher kann davon ausgegangen werden, dass analog zum pathologischen Schluckmuster eine mitunter vorliegende inkorrekte Artikulation nicht auf einer Schwäche der Muskulatur basiert, sondern hier ebenfalls ein engrammiertes motorisches Muster greift, das verändert werden kann.

Das erklärt auch, warum es in der wissenschaftlichen Betrachtung der Sinnhaftigkeit von mundmotorischen Übungen in der Artikulationstherapie (Hartmann 2010) zunehmend kritische Stimmen gibt, die für den Verzicht solcher motorischen Übungen plädieren. Denn klassische mundmotorische Übungen haben als vorbereitende Kräftigung keinen messbaren positiven Output auf das Therapieergebnis.

Es kann davon ausgegangen werden, dass der Muskeltonus von Zunge und Lippen wie bei allen anderen körperlichen Aktivitäten auch bei der Artikulation aufgabenspezifisch eingestellt wird. Die These von der Schwäche oder einem Ungleichgewicht der orofazialen Muskulatur ist nach meiner Ansicht daher hinfällig.

Die Erfahrungen und Zahlen aus der Praxis weisen deutlich darauf hin, dass es weder bezüglich der Artikulation noch beim Vorliegen einer orofazialen Dysfunktion eine Frage des Muskeltonus ist, warum die genannten Störungen vorliegen. Und ebenso wenig lassen sich kombinierte Vorkommenshäufigkeiten von Störungen der Artikulation und orofazialen Dysfunktionen beschreiben.

Wichtig

Aus den oben erörterten Überlegungen und den Erfahrungen aus dem therapeutischen Arbeiten heraus wurde die Methode M.U.N.D.T® entwickelt, die auf isoliertes Muskeltraining verzichtet und sich stattdessen ausschließlich auf das Umlernen eines etablierten Bewegungs- und Lagerungsmusters fokussiert. Dabei wird insbesondere auf die Prinzipien des motorischen Lernens zurückgegriffen, um eine physiologische Funktion zu erzielen.

1.4 Durch Umlernen zum Ziel

Das Ziel einer Therapie ist die Behebung einer Störung. Ein fehlerhaftes Schluck- und Lagerungsmuster dauerhaft durch ein korrektes zu ersetzen, sollte das Ziel der logopädischen Therapie einer orofazialen Dysfunktion sein.

Bei einer orofazialen Dysfunktion liegen i.d.R. ein persistierendes fehlerhaftes Schluckmuster und ein inkorrektes Lagerungsmuster der Zunge in Ruhe vor. Eine solche orofaziale Dysfunktion lässt sich mittels zielgerichteter logopädischer Therapie gut beheben. Auch sollte die logopädische Therapie anderen funktionsregulierenden Methoden gegenüber stets Vorrang haben, z.B. der Anwendung von Mundvorhofplatten, Bionatoren, ‚Spikes‘, Gittern oder Ähnlichem. Denn solche im Mund platzierten ‚statischen Geräte‘, die der Zunge die Möglichkeit zur Protrusion verwehren, können dem Gehirn nicht vermitteln, wie die Zunge in ihrer Gesamtheit in Ruhe richtig gelagert und beim Schlucken korrekt bewegt werden muss.

Muskuläre Schwächen werden als ursächlich für die Störung angenommen, obwohl dies nur eine unbewiesene Annahme ist. Auf dieser Grundlage wurden und werden Übungsprogramme entwickelt, die mehr oder minder umfangreiche mundmotorische Übungen als Basis für den Erwerb des somaten Schluckmusters und eines physiologischen Lagerungsmusters der Zunge in Ruhe vorsehen und so das therapeutische Handeln nach wie vor prägen.

Dieser These steht die Erfahrung aus meiner logopädischen Praxis entgegen, die zur Überlegung führte, dass die Behebung einer orofazialen Dysfunktion hinreichend dadurch erzielt werden könnte, indem ausschließlich das im Gehirn encodierte Schluckmuster durch motorisches Lernen modifiziert wird.

Der Schluckablauf ist ein Muster eines in den entsprechenden Hirnregionen engrammierten komplexen Ablaufschemas, das dem Zweck dient, Menschen mit ausreichend Nahrung und Flüssigkeit zu versorgen und die unteren Atemwege vor Aspiration zu schützen (Bigenzahn 2003).

Wie sowohl die Zahlen als auch meine berufliche Expertise aus der Praxis zeigen, ist es völlig hinreichend, durch Umlernen die für die Zahnstellung bestehenden ungünstigen Bewegungs- und Lagerungsmuster durch optimale Muster zu ersetzen und dabei davon auszugehen, dass die Muskulatur den dafür notwendigen Tonus für die Ausführung sehr wohl aufbringen kann.

Häufig habe ich Patienten in meiner Praxis, die zuvor bereits anderweitig logopädische Therapie erhalten haben. Wenn sie mir dann vorführen, wie sie vermeintlich regelgerecht zu schlucken haben, stelle ich fest, dass oft Anstrengung und Kraftaufwand das Ergebnis sind. Das ist dann offensichtlich das, was bei den Patienten ‚hängengeblieben' ist: Essen muss man irgendwie ‚runterwürgen' bzw. hat Schlucken etwas mit Kraft zu tun.

Schlucken ist aber etwas Bequemes, Müheloses und hat mit Kraft nichts zu tun. Deshalb sind zusätzliche kräftigende (mundmotorische) Übungen zur gesonderten Tonussteigerung der fazialen und (intra-)oralen Muskulatur nicht nur wenig zielführend für den Erwerb eines somaten Schluckmusters (▶ Kap. 2.3.5), sie sind sogar kontraindiziert.

Exkurs

Fraktionierung

Durch ihr isoliertes Üben an klar definierten Muskelgruppen implizieren viele Methoden zudem, dass sich der komplexe Bewegungsablauf des Schluckaktes zum Erlernen eines neuen Bewegungsmusters durch Fraktionierung in voneinander abgekoppelte Teilbewegungsabläufe unterteilen lässt. Dem widerspricht allerdings, dass nach Forrest (2002) hoch organisierte Bewegungen – wie bei den jeweiligen Phasen des Schluckablaufes – voneinander abhängig sind und sich gegenseitig beeinflussen. Denn *„letztlich kann nur die Gesamtbewegung auch ein sensorisches Feedback geben. Wird eine Gesamtbewegung fraktioniert, dann können die ja eigentlich miteinander verknüpften Teilbewegungen nicht das für die korrekte Ausführung der Zielbewegung notwendige sensorische Feedback erzeugen."* (Forrest 2002, S. 152)

1.4.1 Lernen durch Kontrast

Das Gehirn verfügt einerseits über die Fähigkeit, bei gegebenem Anlass ein hohes Maß an Plastizität zu zeigen, andererseits ist es in seiner Funktion sehr ökonomisch strukturiert.

Einmal erlernte Routinen wie das Schluckmuster werden nur bei gegebener Notsituation modifiziert. Wird der orale Bereich z. B. durch ein Trauma funktionell beeinträchtigt, dann adaptiert das gesunde Gehirn diesen Zustand rasch, um die Versorgung des Körpers mit Flüssigkeit und Nahrung sicherstellen zu können.

Bei einer orofazialen Dysfunktion liegt für das Gehirn aber keine Notsituation vor, denn hier handelt es sich nicht um eine Dysphagie organischer oder neurologischer Genese. Dennoch muss das Lagerungs- und Schluckmuster bei einer vorliegenden orofazialen Dysfunktion verändert werden, wenn es sich negativ auf die Zahnstellung auswirkt.

Das ‚alte' Muster durch ein Neues zu ‚ersetzen', ist somit der zentrale Aspekt bei M.U.N.D.T®, und dabei greifen die Prinzipien des motorischen Lernens.

„*Halsband differenzierte zwischen drei Lernstadien: Charakteristika der Initialphase sind langsame Bewegungen unter enger sensorischer Kontrolle, noch ohne flüssige Bewegungsabläufe und mit variabler Geschwindigkeit, welche sich in der intermediären Phase graduell verbessert (Halsband & Lange 2006). Im fortgeschrittenen Lernstadium erfolgen die Bewegungen automatisiert und mit erhöhter Geschwindigkeit, die Bewegungsmuster verlaufen synchronisierter.*" (Odendahl 2016, S. 12)

Da das bisherige (viszerale) Schluckmuster zur Sicherstellung der Versorgung des Körpers mit Flüssigkeit und Nährstoffen aber absolut hinreichend war, sollte das neue Ablaufschema zur Lernoptimierung möglichst gut vom alten unterscheidbar sein. Da kann das Umlernen mithilfe eines maximalen Kontrastes optimal gewährleistet werden. Durch die Kontrastierung wird dem Gehirn signalisiert, dass es sich beim Erlernten um etwas Neues handelt. Das Neue ist durch die Kontrastierung so neu, dass es für das Gehirn als fremd erachtet wird. Mitunter äußern Patienten dies auch: „Das fühlt sich aber nicht richtig an, wenn die Zunge oben ist."

„Die bisherigen Überlegungen zu den internen Relationen der Faktorenkomplexion haben gezeigt, daß Lernende grundsätzlich auf allen Ebenen ‚im Kontrast' lernen. Aus einer Theorie der Informationsverarbeitung ist dies auch nur allzu natürlich, denn dort wird davon ausgegangen, daß jede Informationsverarbeitung darauf basiert, daß die ankommenden Informationen mit den bereits vorhandenen Informationen verglichen und dann gegebenenfalls verknüpft werden." (Gnutzmann 1995, S. 258)

Sämtliche zum Prozess des Schluckens gehörenden Elemente müssen für das Umlernen daher genau beachtet und modifiziert werden. Dazu gehören neben dem eigentlichen Schluckakt – also allen oralen Phasen – auch die präorale und die postdeglutitive Phase, in denen sich auf oraler Ebene viele Habits manifestieren können. Persistieren Habits im Rahmen des neuen Schluckablaufs, dann ist der nötige klare Kontrast zwischen alt und neu aber nicht optimal hergestellt. Dadurch besteht das Risiko, dass das neu erworbene Schluckmuster zu stark auf das bisherige referiert und somit weder als eigenständiges erkannt, noch engrammiert und daher nicht auf Dauer abgerufen wird. Der Zugriff auf etwas, das aufgrund des Kontrastes leicht von etwas anderem zu unterscheiden ist, fällt leichter, als wenn das Umlernen unspezifisch und mit unklaren Signalen erfolgen soll.

Im therapeutischen Vorgehen findet sich das Prinzip des Kontrastes ebenfalls in jeder Einheit mit dem Patienten wieder: Zum Erreichen der Therapieziele wird stets quasi vom Groben zum Feinen gearbeitet. Beispielsweise wird für die Zungenruhelage zuerst der Aspekt der Lagerung mittels Anhebung gearbeitet. Erst wenn dies vom Patienten beherrscht wird, wird anschließend an der Zungenspannung und an der Symmetrie gearbeitet.

Wichtig

Lernen durch Kontrast

Bei der Therapie mit M.U.N.D.T® wird der maximal mögliche Kontrast dadurch erzielt, dass alle am Schluckakt beteiligten Strukturen (Lippen, Kiefer, Zunge) in ihrem Bewegungsmuster modifiziert werden:

- beim Schlucken vormals geöffnete Zahnreihen sind geschlossen
- eine vorher bewegliche Zungenspitze bleibt an einer fest definierten Position
- die zuvor gepressten Lippen bleiben dezent geöffnet

1.5 Praxisbasierte Evidenz und Wirksamkeit

Das therapeutische Vorgehen hat sich durch die praktische Arbeit in meinen logopädischen Praxen entwickelt. Als der Plan entstand, dieses Arbeiten auch anderen Kolleginnen zur Verfügung zu stellen, wurde klar, dass die Wirksamkeit der Methode nicht allein auf ‚gefühlten' Wahrnehmungen beruhen konnte. So kam es zu nachfolgendem Datenmaterial.

In den Jahren 2010 bis 2016 wurden 487 Patienten mit den ärztlich gestellten Diagnosen orofaziale Dysfunktion und viszerales Schluckmuster in den logopädischen Praxen *mundwerk* in Bruchsal und Hambrücken unter Anwendung der Methode M.U.N.D.T® von der Autorin und einer Mitarbeiterin behandelt.

Die Altersspanne der behandelten Patienten erstreckte sich von 8 bis 63 Jahren. Das Durchschnittsalter aller Patienten betrug 15;1 Jahre.

Die Mehrheit der Patienten (91 %) befand sich in der Altersgruppe von 9 bis 18 Jahren, weniger als 1 % war jünger als 9 Jahre (vier Kinder). 40 Patienten waren älter als 18 Jahre.

In der Altersgruppe von 12 bis 15 Jahren befanden sich 62,2%.

Bei weniger als 5 % der Patienten (n = 23) lag bis auf eine Ausnahme eine Störung der Artikulation in Form von Zischlautstörungen (Sigmatismus, Schetismus, Chitismus) vor. Bei der erwähnten Ausnahme wurde der Laut /m/ nicht bilabial, sondern labiodental gebildet.

Der Behandlungserfolg von M.U.N.D.T® lässt sich wie folgt ablesen (▶ Abb. 1.1):

- bei über 35 % der Patienten sehr gut: sowohl das Schlucken als auch die

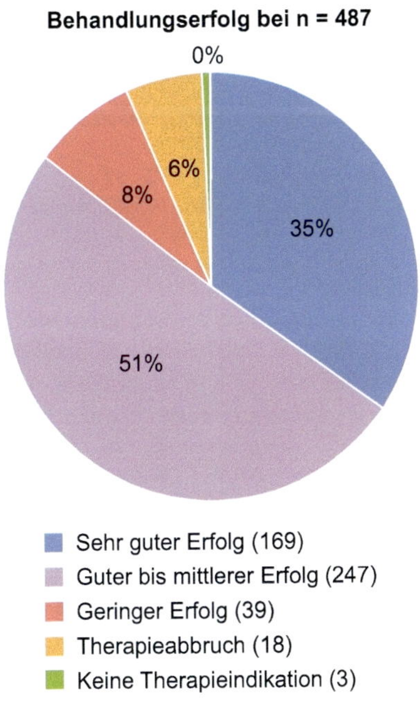

Abb. 1.1 Behandlungserfolg [L143]

korrekte Zungenruhelage wurden habitualisiert, seitdem liegen keine Habits mehr vor

- bei 51 % der Patienten gut: entweder ist ein Habit wiedergekehrt oder ein Therapieziel (Schlucken oder Zungenruhelage) im Alltag wurde nicht vollständig habitualisiert
- somit bei 86 % der Patienten ein guter bis sehr guter Therapieerfolg

Der Behandlungserfolg wurde stets erst nach mindestens sechs Monaten Therapiepause in einer Kontrolluntersuchung gemessen. Dabei wurden das Schlucken von fester und flüssiger Konsistenz sowie die Zungenruhelage überprüft. Die Geschwindigkeit, die Mühelosigkeit sowie die Routine waren hierbei maßgeblich für die Bewertung des Habitualisierungsgrads. Ebenfalls fand ein Gespräch zur Selbsteinschätzung statt. Dabei wurde der Patient beim Schlucken von Spucke beobachtet, ohne es ihm vorher anzukündigen.

Die Quote der Therapieabbrüche liegt bei nur 5 %. Mehrheitlich wurden diese Therapien seitens der Therapeutin wegen mangelnder Therapieadhärenz des Patienten abgebrochen und nur in wenigen Fällen von Patientenseite. Aufgrund der geringen Abbrecherquote bzw. auch wegen der guten Ergebnisse der Patienten, die nicht abgebrochen haben, kann geschlussfolgert werden, dass die Compliance durch diese Form der nicht-spielerischen und zeitoptimierten Therapie sehr gut ist und bei den meist jugendlichen Patienten eine hohe Akzeptanz hat.

Zur Wirksamkeit der Methode hat Mittmann (2021) in einer Einzelfallstudie folgende Hypothesen H1 bis H5 untersucht:

- *„H1: Nach neun Therapieeinheiten wird durch die Videotherapie anhand der Methode M.U.N.D.T® die pathologische Zungenruhelage zu einer physiologischen Zungenruhelage verändert.*
- *H2: Bei der Methode M.U.N.D.T® kommt es zum Abbau von Habits in allen oralen Phasen.*
- *H3: Nach neun Therapieeinheiten wird durch die Videotherapie anhand der Methode M.U.N.D.T® das viszerale Schluckmuster zu einem adulten Schluckmuster verändert.*
- *H4: Die Nachhaltigkeit ist gegeben: der Patient oder die Patientin kann vier Wochen nach Beendigung der Videotherapie selbstständig die neu erworbene Zungenruhelage über einen Zeitraum von 15 Minuten während eines Freispiels einhalten.*
- *H5: Die Nachhaltigkeit ist gegeben: der Patient oder die Patientin kann vier Wochen nach Beendigung der Videotherapie selbstständig das neu erworbene Schluckmuster über 10 Leerschlucke und 15 Flüssigkeitsschlucke einhalten.*

Zur Evaluation der Hypothesen eins bis fünf wird ein Screening erstellt, das über 15 Minuten die Zungenruhelage und Habits beurteilt, sowie das Leer- und Wasserschlucken in zehn bzw. 15 Schluckversuchen. Das Screening wird vor, unmittelbar nach der Therapie und vier Wochen später als Follow Up Testung durchgeführt." (Mittmann 2021, S. 12, 13)

„Die Testergebnisse zeigten zu den Testzeitpunkten durch den Willcoxen Rangsummen Test (Schäfer & Schötter-Königer 2015) *und durch den McNemar-Test* (Willmes & Fimm 2020) *eine signifikante Verbesserung in allen Bereichen. Die Zungenruhelage, der Leerschluck und der Flüssigkeitsschluck weisen durch die Interventionen in den neun Therapiestunden via Videotherapie eine hohe Signifikanz auf."* (Mittmann 2021, S. 27)

1.6 Kieferorthopädie und Logopädie

Logopädische Therapie wirkt für den Patienten oft dann besonders gut, wenn sie interdisziplinär eingebettet ist und so eine positive Wechselwirkung entfalten kann.

Für die Behandlung einer orofazialen Dysfunktion, die im Zusammenhang mit einer kieferorthopädischen Zahnregulierung erfolgt, gilt dies gleichermaßen. Denn besonders im Kontext einer Zahnregulierung wirken sich funktionale Gegebenheiten evtl. negativ aus. So kann eine orofaziale Dysfunktion die kieferorthopädische Behandlungsdauer verlängern, den Behandlungserfolg verhindern oder Repositionen nach Abschluss einer kieferorthopädischen Therapie zur Folge haben (▶ Kap. 3, Fallbeispiel 2).

Das Ziel einer kieferorthopädischen Intervention ist ein Gebiss, das in den Zahnbögen ideal (eugnath) ist, ein funktionelles Gleichgewicht im orofazialen Bereich und eine „ungehinderte Okklusion" (Kahl-Nieke 1995) hat, und „keine Fehlbelastung einzelner Zähne" oder der Kiefergelenke aufweist (ebd.). Es geht also hierbei nicht nur um ästhetische Aspekte, die die umliegenden Gewebe physiologisch belasten; vielmehr steht die Herstellung funktioneller Verhältnisse im Vordergrund, denn nach Kahl-Nieke (1995) ist eine orthognathe Zahnstellung Voraussetzung für ein rezidivarmes Langzeitergebnis.

Ein solches Langzeitergebnis kann oft nur gut gelingen, wenn die vorliegende orofaziale Störung durch eine orofaziale Funktionstherapie erfolgreich behoben wurde.

Abhängig von Art und Schweregrad einer vorliegenden Fehlstellung wird die kieferorthopädische Behandlung geplant und ausgeführt. Wobei als Prämisse sowohl die optimale Effektivität wie auch die geringstmögliche Dauer der Behandlung gelten sollten.

Grundlage der modernen Kieferorthopädie ist das Wirken des amerikanischen Kieferorthopäden Edward H. Angle (1855–1930). Nach ihm ist u. a. die dreistufige und heute noch angewendete Einteilung der Bissanomalien (Anhang 3, Angle-Klassifikation) benannt.

Orientierungspunkt für die Einstufung in die drei Klassen des Schweregrads einer Fehlstellung ist die Okklusion der Sechsjahrmolaren zueinander; das ist das „Dogma der Molarenkonstanz" (Kahl-Nieke 1995, S. 19). Daraus ergibt sich folgende Einteilung:

„Klasse I zeigt dabei eine neutrale, Klasse II eine distale und Klasse III eine mesiale Beziehung der Sechsjahresmolaren." (Kahl-Nieke 1995, S. 19).

Ein Gebissstatus Klasse I bedarf i. d. R. keiner Behandlung, wohingegen Fehlstellungen der Klasse II, die dentalen wie auch skelettalen Ursprungs sein können, stets einer kieferorthopädischen Korrektur bedürfen. Die Einstufung in Klasse III bringt meist eine Indikation zur kieferchirurgischen Intervention mit sich, die in einen kieferorthopädischen Behandlungsplan eingebettet ist. Nur bei ca. 5 % der Bevölkerung liegt ein eugnather Biss ohne vorherige Behandlung vor. Bei ⅓ der Bevölkerung ist es angeraten, dass die vorhandenen Fehlstellungen korrigiert werden (Bückmann 2015). Anomalien, die korrigiert werden müssen, können – grob gesprochen – in der Zahnstellung eines jeweiligen Zahnes an sich oder auch in der Lagebeziehung der Kiefer zueinander begründet sein. Fehlstellungen können also dentalen (dento-alveolären) oder skelettalen (gnathischen) Ursprungs sein. Hierbei stehen insbesondere die sagittal-skelettalen Lagebeziehungen zwischen Ober- und Unterkiefer, die ins Ver-

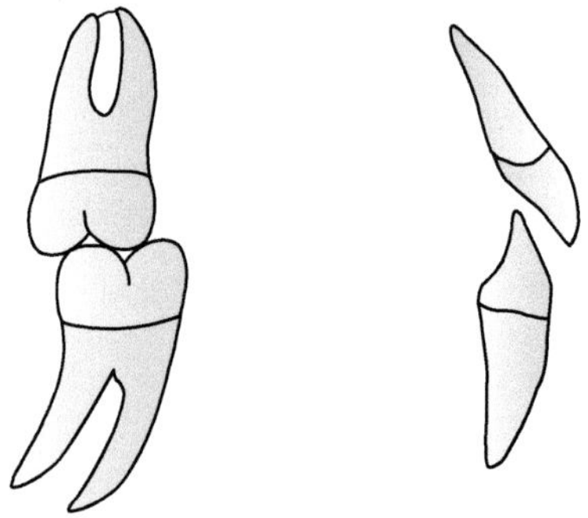

Abb. 1.2 Neutralokklusion [L143]

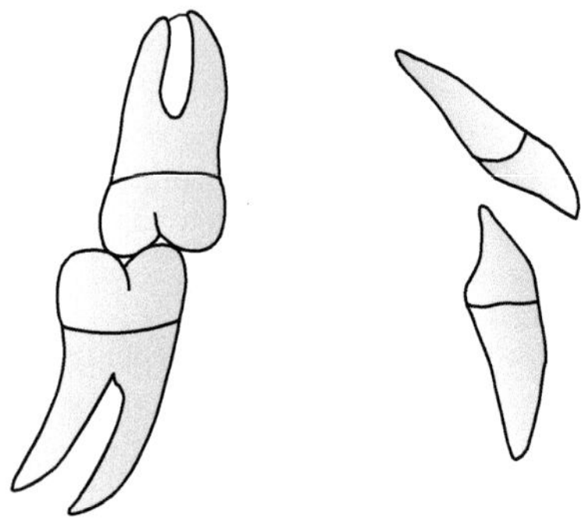

Abb. 1.3 Distalokklusion [L143]

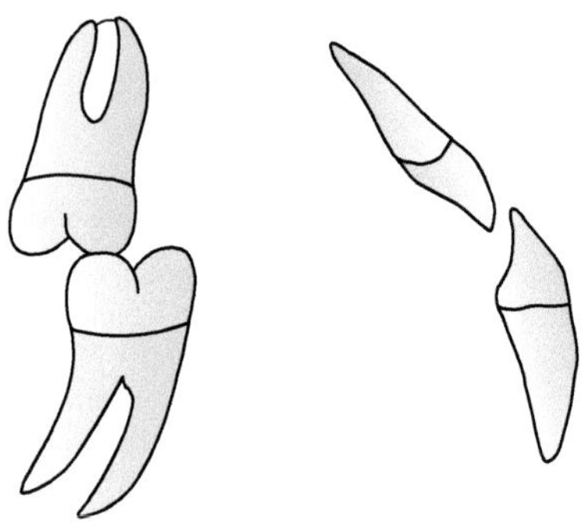

Abb. 1.4 Mesialokklusion [L143]

hältnis zur vorderen Schädelbasis gesetzt werden, im Fokus. So kann es sowohl im Ober- wie auch im Unterkiefer zu Rücklagen und Vorverlagerungen kommen.

1.6.1 Einstufung der Zahnstellung nach der Angle-Klassifikation

Zur Einstufung des Bisses wird die Stellung der ersten unteren Molaren (Backenzähne) zu den jeweils oberen betrachtet. Daraus folgen drei Stufen:

- Klasse **I: Neutralokklusion** (▶ Abb. 1.2)
  mesiobukkale (vorne und zur Wange hin gelegene) Höcker der oberen ersten Molaren beißt in die zentrale Fossa (Einsenkung) der unteren ersten Molaren
- **Klasse II: Distalokklusion** (▶ Abb. 1.3)
  mesiobukkale Höcker des oberen ersten Molaren liegt mesial (vor) der zentralen Fossa des unteren ersten Molaren; dabei werden unterschieden:
  - Klasse II,1 mit labial gekippter Oberkieferfront
  - Klasse II,2 mit steil stehender bzw. invertierter Oberkieferfront
  dadurch (bei II,1) ist die Oberkieferfront protrudiert, auch bekannt als Prognathie
- **Klasse III: Mesialokklusion** (▶ Abb. 1.4)
  mesiopalatinale (vorne und zum Gaumen hin gelegene) Höcker des oberen ersten Molaren liegt distal (hinter) der zentralen Fossa des unteren ersten Molaren dadurch entsteht ein negativer Overjet, auch bekannt als Progenie

Kiefer- und Schädelwachstum

Oft sieht die Zahnstellung im Milchgebiss noch unauffällig aus, doch mit Beginn des Zahnwechsels stehen die bleibenden Zähne plötzlich kreuz und quer im Mund. Scheinbar ist nicht mehr genug Platz für die im Vergleich zu den Milchzähnen viel zu groß wirkenden und bleibenden Zähne.

Das ist u. a. durch das nicht-lineare und komplexe Kiefer- und Schädelwachstum zu erklären. Sowohl das Schädelwachstum als auch das Wachstum des Unterkiefers und der Zahnwechsel erfolgen über eine lange Phase von über ca. zehn Jahren hinweg und verlaufen dabei oft asynchron.

Das Wachstum von Schädel, Unterkiefer und Gebiss schwankt dabei: Im Alter von 7 bis 9 Jahren wächst der Oberkiefer 1 mm und der Unterkiefer sogar um bis zu 3 mm pro Jahr. Im Alter von 10 bis 12 Jahren verlangsamt sich dieses Wachstum wieder etwas, um dann bis zum 14. Lebensjahr am schnellsten zu wachsen. In dieser Phase wachsen der Oberkiefer um 1,5 mm und der Unterkiefer um bis zu 4,5 mm (Kahl-Nieke 1995).

Idealerweise weist der eugnath geformte Oberkiefer nach Abschluss des Zahnwechsels einen ellipsoiden geformten Zahnbogen und der Unterkiefer einen paraboloiden Zahnbogen auf. Nach der Angle-Klassifikation können Fehlstellungen der Oberkieferzahnreihe zu der des Unterkiefers unterschiedliche Formen der Malokklusion aufweisen. Unterschieden werden dabei transversale und sagittale Abweichungen.

Bekannte, weil häufig vorkommende Malokklusionen, sind die Progenie, die Prognathie und der Kreuzbiss. Die auch als Unterbiss bekannte Progenie weist bei geschlossenen Kieferreihen einen Vorstand der unteren Schneidezähne im Vergleich zu den oberen auf. Bei der als Überbiss bekannten Prognathie steht der obere Zahnbogen weit vor und erzeugt so oft eine erhebliche sagittale Stufe. Beim Kreuzbiss stehen die Zahnbögen u.a. seitlich verschoben aufeinander. Diese Verschiebung kann ein- oder beidseitig vorliegen.

Zahnwechsel und Zahnstellung

Die Milchgebissperiode teilt sich in zwei Phasen auf: die Entwicklungsphase (bis zum 3. Lebensjahr) und die Nutzungsphase, die sich bis zum Beginn des Zahnwechsels erstreckt. Der Zahnwechsel beginnt im Alter von ca. 6 Jahren mit dem Wachsen der sog. Sechsjahrmolaren und wird frühes Wechselgebiss genannt. Diese Phase wird im Alter von ca. 9 Jahren vom späten Wechselgebiss abgelöst. Im Alter von ca. 12 Jahren erfolgt mit dem Durchbruch der Zwölfjahrmolaren die dritte und abschließende Bisshebung. Die zweite Bisshebung erfolgt durch das Wachstum der Sechsjahrmolaren. Die erste Bisshebung beschreibt den Durchbruch der ersten Milchmolaren. Diese Bisshebungen sind jeweils physiologische vertikale Veränderungen, die zu einer Vergrößerung des Abstandes der Kieferbasen führen.

Der Zahnwechsel verläuft i. d. R. nicht harmonisch und somit oft auch nicht optimal. Es gibt frühe (Dentitio praecox) und späte (Dentitio tarda) Zahner; es gibt Milchzähne, die nicht weichen wollen (Milchzahnpersistenz) und es gibt zu viele (Hyperdontie) oder zu wenig Zähne (Hypodontie oder Adontie). Daher kann der Wechsel vom Milchgebiss (20 Zähne) zum bleibenden Gebiss (32 Zähne) zu Stellungsanomalien führen. Es können sich Fehlstellungen eines jeweiligen Zahnes im Ganzen (am falschen Ort), als Dreh- oder Kippstand, meist aber als Mischung zeigen (Kahl-Nieke 1995).

Kieferorthopädische Behandlung

Die Fehlstellungen skelettaler und dentaler Genese, die meist nicht isoliert bestehen, erfordern bei Angle II-Klassifikation einer Korrektur. Diese kieferorthopädische Behandlung erfolgt i. d. R. mit Geräten, die auf Zähne und Kiefer mittels Kraft einwirken und so das Kieferwachstum fördern, inhibieren und in bestimmte Richtungen lenken, und die Position von Zähnen verändern.

Diese Geräte werden je nach Lokalisation in zwei Gruppen unterteilt: extra- und intraorale Geräte.

Kieferorthopädische Geräte

Auch in vergangenen Zeiten haben sich die Behandler Gedanken über das Zusammenspiel von orofazialer Muskulatur, der Zunge, den Zähnen und des Wachstums gemacht. Daher entstanden Geräte, die ‚schädliche Wirkungen' auf das Gebiss abschirmen und positive Wachstumseinflüsse fördern sollten, damit sich das Gebiss ‚normal' entwickeln kann.

Zur Behandlung werden intra- und extraorale Geräte eingesetzt. Extraorale Geräte sind generell herausnehmbar. Bei den intraoralen Geräten unterscheidet man zwischen den herausnehmbaren und den festsitzenden.

Je nach Arbeitsweise des Kieferorthopäden variieren die Behandlungsverläufe oft erheblich. Die Spanne reicht von einem sehr frühen Behandlungsbeginn (oft schon in der Milchgebiss- oder frühen Wechselgebissphase) bis dahin, dass mit dem Behandlungsbeginn bis zur dritten Bisshebung abgewartet wird.

Herausnehmbare Geräte (z. B. Bionatoren oder Vorhofplatten) kommen bei jüngeren Patienten – obwohl der Sinn medizinisch angezweifelt werden kann – häufiger zum Einsatz. Sie sollen präventive, aber v. a. wachstumsdeterminierende Effekte haben. Ihr Wirkungsgrad ist – wegen der intermittierenden Kraft aufgrund der nicht konstanten Tragedauer – aber durchaus zu diskutieren. Die Befürworter sehen jedoch gerade im Wechsel von Trage- und Nichttragezeiten einen Vorteil für die Lenkung der Wachstumsrichtung. Eine weitere Einschränkung ist, dass diese Geräte einzelne Fehlstellungen der Zähne nur durch Kippen und Drehen beeinflussen können.

Die Einflussnahme herausnehmbarer Geräte ist daher im Vergleich zu festsitzenden (*Brackets*) begrenzt und gewisse Bewegungen zur Stellungskorrektur – z. B. Translationen einzelner Zähne – können ausschließlich durch festsitzende Apparaturen gelingen.

Feste Geräte kommen bei einem Milchgebiss selten zum Einsatz.

Zuletzt ist die Effizienz eines Geräts auch von seiner Alltagstauglichkeit abhängig. Soll der Patient z. B. ein *Headgear* (extraoraler Metallbogen, der in Ösen an den hintersten Molaren gesteckt wird) oder ein funktionskieferorthopädisches Gerät (z. B. Funktionsregler, Monobloc oder Mundvorhofplatte) tagsüber tragen, kann das wegen der entstellenden Sichtbarkeit oder der Einschränkungen im Alltag (Sprechen, Nahrungsaufnahme) kaum geleistet werden. Eine mangelnde Tragedisziplin durch solche Geräte ist fast vorprogrammiert.

Eine Apparatur sollte weder das Sprechen noch die Nahrungsaufnahme dauerhaft beeinträchtigen. So haben sich die intraoralen und festsitzenden Brackets in den vergangenen Jahrzehnten als Mittel der Wahl immer weiter durchsetzen können; 80 % aller Patienten werden mit Brackets behandelt (Bückmann 2015).

Sie sind ein effizientes Mittel zur Zahnstellungs- und Kieferpositionskorrektur, weil sie nicht herausnehmbar und alltagstauglich sind, und so einen optimalen Wirkungsgrad entwickeln. Da die festsitzenden Geräte erst an bleibenden Zähnen montiert werden, führt dies darüber hinaus i. d. R. auch zu einer kürzeren Behandlungszeit. Kommen bei einem Kind nur herausnehmbare intraorale Geräte zum Einsatz, muss über die gesamte Behandlungsdauer hinweg zudem mehr als einmal ein Abdruck genommen und die ‚Zahnspange' angepasst werden, da sich die morphologischen Gegebenheiten durch das Schädelwachstum verändern und die ‚Spange' schlecht mitwachsen kann. Das ist bei *Brackets* aufgrund der Einzelzahnbefestigung nicht der Fall.

Abschluss einer KFO-Behandlung

Bekannt ist, dass zum Ende einer kieferorthopädischen Intervention in der Haltephase (Retention) die Gefahr eines Rezidivs besteht. Denn Verschiebungen einzelner oder mehrerer Zähne werden durch Abbau- und Anbauprozesse des Kieferknochengewebes erzielt. Die anschließende Ossifikation (Verknöcherung) der Kieferknochen ist bei Beendigung der kieferorthopädischen Behandlung durch festsitzende Geräte oft noch nicht vollständig vollzogen, weil die Endfestigkeit erst nach ca. sechs Monaten erreicht ist und der Anbauprozess von Knochen (Knochenapposition) ab dann als abgeschlossen erachtet werden kann. So können Faktoren wie Zungenprotrusion beim Schlucken oder Fehllagerung der Zunge in der Ruheposition während der Retentionsphase leicht zu Repositionierungen beitragen. Deshalb sollten sog. Retentionsgeräte getragen werden, um Rezidiven vorzubeugen, bis die Ossifikation vollzogen ist und Habits (Schluckmuster, Zungenlagerungsmuster) abgebaut wurden.

Hier kommen seitens des Kieferorthopäden – neben der Nutzung von herausnehmbaren Geräten für das Tragen in der Nacht – oft sog. *Retainer* zum Einsatz. Das sind i. d. R. kleine Drähte, die sowohl im Ober- als auch im Unterkiefer auf der Zahninnenseite an den vier Schneidezähnen und den jeweiligen Eckzähnen angeklebt werden. Diese nennt man auch *Adhäsivretainer*.

Aus logopädischer Sicht sind diese Retainer kritisch zu betrachten, da ihre Wirkung nicht nur positiv zu bewerten ist. Denn persistierende Habits wie dauerhafter Druck der Zunge bei falscher Zungenruhelage, können trotz eines Retainers in situ zur Verschiebung der Zähne und in der Folge sogar zum Knicken des Drahts oder Verlust des Retainers führen, der dann entfernt werden muss, da die Reposition sonst manifest würde.

Dieser an der Innenseite der Zähne befestigte Draht kann vom Patienten sogar als Fremdkörper empfunden werden, der wegen der Klebestellen zur Befestigung oder des Drahtes selbst einen Reiz zur fortgesetzten Berührung auf die Zunge ausübt. Die Folge ist eine Vorverlagerung oder sogar eine Bewegung der Zunge, anstatt die Ruhelage einzunehmen. Daraus resultiert eine unerwünschte Reposition der Zähne in der Haltephase, die so durch den Retainer selbst überhaupt erst entstehen konnte.

Auch ist die Zahnhygiene durch einen Retainer erschwert, da die Anwendung von Zahnseide nicht erfolgen kann. Hier muss zusätzlich auf kleine Zahnzwischenraumbürsten zurückgegriffen werden, die nicht leicht zu benutzen sind.

Viele Kieferorthopäden kommunizieren, dass ein solcher Adhäsivretainer ein Leben lang getragen werden sollte. Das ist wenig nachvollziehbar, denn wenn die Ossifikation in der Haltephase abgeschlossen ist, dann stehen die Zähne an ihrer Position fest verankert im Kieferknochen. Da bedarf es dann keines zusätzlichen Haltens mehr. Vielmehr wäre ein optimal gepflegtes und gesundes Zahnfleisch ein besserer Garant für eine stabile Zahnposition.

1.7 Vorteile von M.U.N.D.T®

1.7.1 Therapieadhärenz der Patienten

Um ein gutes Therapieergebnis zu erzielen, müssen die Patienten unbedingt regelmäßig zu Hause mitarbeiten. Denn zum Encodieren der neu erworbenen Bewegungs- und Lagerungsmuster müssen diese dem motorischen Lernen entsprechend hochfrequent und kontinuierlich angewendet werden.

Die Hauptklientel – Jugendliche im Alter von 11 bis 18 Jahren – befindet sich aber oft in einer besonders schwierigen Entwicklungsphase: der Pubertät.

Hier ist die Compliance für langwierige und erst recht übungsintensive Prozesse erwartungsgemäß ebenso gering wie die allgemeine Bereitschaft, sich auf etwas einzulassen, das Erwachsene fordern. Diese Erfahrung teilen Eltern und Lehrer von Teenagern sicherlich.

Die Praxis zeigt, dass sich die Bereitschaft zur Mitarbeit der meist jugendlichen Patienten aufgrund der kurzen Behandlungsdauer, der klaren Struktur und der damit einhergehenden Transparenz gut herstellen und aufrechterhalten lässt. Denn von vorneherein sind sowohl der Verlauf als auch das Ziel der Übungstherapie für sie überschaubar und somit erreichbar: ‚das Licht am Ende des Tunnels' ist für den Patienten stets sichtbar. So können die Patienten in den kurzen Therapieeinheiten à 30 Minuten bereits sehr schnell Erfolge erzielen. Durch den geringen Zeitaufwand ist die Übungstherapie für den jugendlichen Patienten mit seinen schulischen wie außerschulischen Verpflichtungen gut in den Alltag zu integrieren.

1.7.2 Gute Einbindung in die KFO-Behandlung

Eine logopädische Therapie sollte idealerweise einer kieferorthopädischen Behandlung vorangestellt werden oder zumindest während dieser erfolgen. Denn schließt man die Durchführung einer logopädischen Übungstherapie erst an eine bereits abgeschlossene kieferorthopädische Behandlung an, besteht die Gefahr, dass falsche Bewegungs- und Lagerungsmuster der Zunge dazu führen, dass die Zähne im noch nicht hinreichend ausgehärteten Kieferknochen leicht repositioniert werden können.

Aufgrund der kurzen Therapiedauer lässt sich M.U.N.D.T® gut und einfach in die kieferorthopädische Behandlungsplanung einbinden. Wobei zu empfehlen ist, dass die logopädische Therapie nicht unterbrochen wird, da das neu Erlernte wegen mangelnder Gewöhnung leicht verlernt wird.

Aber auch nach Abschluss einer kieferorthopädischen Behandlung kann die Therapie nach M.U.N.D.T® aufgrund der sehr kurzen Behandlungsdauer noch sehr gut wirksam sein.

Und bei manchen Zahnstellungskorrekturen ist eine frühe logopädische Intervention gar nicht möglich (sehr starke Progenie und Prognathie); da muss die Zahnstellungkorrektur zuerst vorgenommen werden.

Auch kann es für das Umlernen leichter sein, bei bereits korrigierter Zahnstellung die neuen Bewegungsmuster zu erlernen, z.B. bei Kieferoperationen.

1.8 Kontraindikationen, Abbruchkriterien und andere Probleme

Therapeutisches Arbeiten bedeutet, dass man sich neben dem Einsatz einer zielgerichteten und adäquaten Methode auf die individuellen Gegebenheiten, die der Patient mitbringt, einlassen muss, um effizient zu sein. Manchmal kann das erwünschte Ziel aber schlicht nicht erreicht werden, weil es Hürden gibt, die nicht zu überwinden sind. Manche Hürde – eine Kontraindikation – besteht schon zu Beginn der Therapie. Manch andere Hürde – Abbruchkriterium – zeigt sich erst im Therapieverlauf. Beides verhindert einen erfolgreichen und komplikationslosen Therapieverlauf.

Kontraindikationen und Abbruchkriterien können Umstände sein, die sich aus dem Patienten oder auch der kieferorthopädischen Behandlung heraus ergeben.

Und so kann sich schon durch die Anamnese zu Beginn einer logopädischen Therapie zeigen, ob es der richtige Zeitpunkt ist, um eine Behandlung zu beginnen, die erfolgreich für den Patienten verlaufen wird.

Kontraindikationen wie auch Abbruchkriterien sollten sowohl dem Patienten als auch dem Kieferorthopäden offen kommuniziert und ggf. der Behandlungs- oder der Neubeginn auf einen klar definierten und mit allen Beteiligten abgestimmten späteren Zeitpunkt verlegt werden.

Aufgrund der sehr kurzen Behandlungsdauer durch M.U.N.D.T® lassen sich die logopädische Therapie sowie die kieferorthopädische Intervention trotz der Verzögerungen, die sich durch das Vorliegen einer Kontraindikation ergeben, gut aufeinander abstimmen.

Gaumennahterweiterer

Eine eindeutige Kontraindikation ist das Sitzen eines Gaumennahterweiterers (GNE) oder ähnlicher Geräte, z.B. einer Quadhelix, die den Gaumen auskleiden und Druckschmerz auf den Zungenrücken ausüben. Diese im Gaumen fest installierten Geräte, die es in vielen unterschiedlichen Ausführungen gibt, sollen den schmalen Gaumen und Oberkiefer in die Breite drücken, damit die obere Zahnreihe durch die Dehnung mehr Platz für die Zähne erhält.

Sitzt beim Erstkontakt mit dem Patienten ein solcher GNE bereits, kann erst nach Entfernung mit der logopädischen Behandlung begonnen werden. Wird ein GNE im

Laufe einer logopädischen Therapie eingesetzt, muss die Therapie solange unterbrochen werden, bis er wieder entfernt wurde.

Die Kontraindikation ist bei einem GNE insofern indiziert, da weder eine korrekte Zungenruhelage, noch ein korrektes Schluckmuster erworben werden kann.

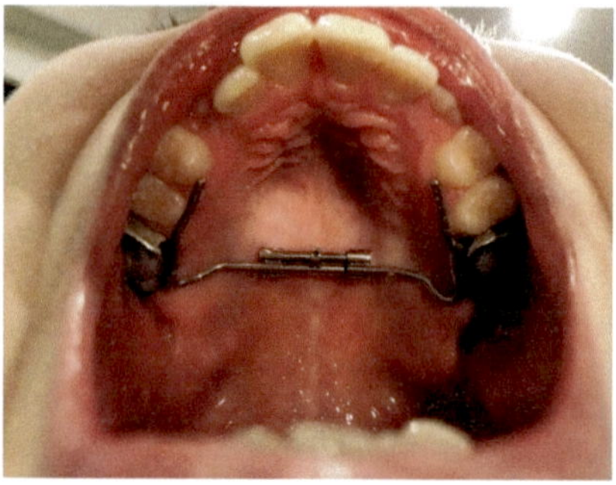

Abb. 1.5 Gaumennahterweiterer [O692]

Die Stellschrauben eines GNE (▶ Abb. 1.5) mit ihrem Abstand zum harten Gaumen verhindern, dass sich der Zungenrücken hinreichend weit am Gaumen anlegen und so die dezente Sogwirkung entwickeln kann, die für die Ruheschwebe der Zahnreihen in der Ruhestellung notwendig ist.

Beim Schluckablauf, der sich von der Zungenruhelage ableitet, kann das Schluckgut nicht ausreichend gut oben am Gaumen gehalten werden, wenn ein GNE installiert ist. Würde man mit einem GNE in situ ein an das Gerät adaptiertes Schluckmuster anbahnen und müsste dies nach Entfernung des GNE erneut modifizieren, weil sich die Morphologie intraoral verändert, dann wäre dies nicht nur reine Zeitverschwendung. Das Gehirn müsste dann in kurzer Zeit 2-mal ein neues Schluckmuster abspeichern und anwenden.

GNE sind nicht unumstritten, denn bei zu weiter Dehnung der Gaumennaht kann es in der Folge zu einer Rhinophonia aperta oder gar zu Schluckproblemen kommen. Wenn der Gaumen zu weit gedehnt wurde, kann sich die Morphologie des weichen Gaumens mit Velum und Uvula evtl. nicht genügend anpassen und der Abschluss des Rachens zum Nasenraum hin ist beim Schlucken dann insuffizient. Flüssigkeiten könnten so beim Schlucken über den Nasopharynx in die Nase gelangen.

Dennoch nimmt die Anwendung der GNEs wegen ihrer Effizienz für die Oberkieferweitung stetig zu. Es stellen sich immer häufiger Patienten zur logopädischen Therapie vor, die bereits mit einem GNE versorgt sind.

Gummis

Eine weitere Kontraindikation sind Gummis o. ä., z.B. die *Jasper Jumper*. Sie dienen dem Vorziehen des Unterkiefers im Verhältnis zum Oberkiefer. Dabei werden die Kiefergelenke derart stimuliert, dass sich die Zahnreihen voneinander lösen und Knochengewebe im Bereich der Kiefergelenke ab- bzw. an anderer Stelle zugebaut wird. Dadurch positioniert sich der Unterkiefer langsam weiter vorne.

Hier handelt es sich zwar nur um eine Korrektur im sehr geringen Millimeterbereich. Sie führt aber dazu, dass sich die Zahnreihen in Ruhe nicht schließen, sondern eher noch dem Zugdrang nach vorne durch eine verstärkte Vorwärtsbewegung der Mandibula nachgegeben wird. So kann die korrekte Zungenruhelage aber nicht eingenommen werden. Unter diesen Umständen würde eine für die Zungenspitze zu weit nach dorsal verlagerte Lagerung am Gaumen habitualisiert. Dadurch würde nicht genug Zungenfläche am Gaumen anliegen und die Ruheschwebe der Zahnreihen wäre nicht möglich.

Die Patienten reagieren auf diese Form der Stimulation mitunter sogar mit einem neuen Habit. Der Unterkiefer ist viel in Bewegung, er rotiert nahezu oder wandert immer wieder seitwärts zu einer bevorzugten Seite.

Dieses Habit muss dann, nachdem der Unterkiefer ausreichend weit vorgeholt worden ist, schnell wieder wegtherapiert werden. Das kann aber nur dann erfolgreich geschehen, wenn Gummis nicht mehr getragen werden müssen.

Wenn man Kontraindikationen ignoriert und dennoch therapiert, kann es zusätzlich zu den o.g. Schwierigkeiten auch zu einer Verschlechterung der Compliance kommen. Wenn also in der logopädischen Therapie dem Patienten vermittelt wird, dass Gummis – die der Patient selbst entfernen kann – der Therapie im Weg stehen, dann gerät das kieferorthopädische Ziel evtl. aus dem Fokus und wird nicht erreicht.

Maxilläre Prognathie und Progenie

Ein im Verhältnis zum Unterkiefer stark vorstehender Oberkiefer, der sogar den Lippenschluss verhindern kann, ist ebenfalls eine mögliche Kontraindikation für den Beginn einer Therapie nach M.U.N.D.T®. Denn wenn die oberen Frontzähne soweit vorstehen (*Overjet*), dass sich bei Okklusion der Zahnreihen die unteren Schneidezähne auf Höhe der Papilla incisiva befinden (meist auch noch in Verbindung mit einem Tiefbiss, ▶ Abb. 1.6), dann kann die physiologische Zungenruhelage nicht eingenommen werden, weil der korrekte Platz für die Zungenspitze nicht zugänglich ist. Hier sollte mit dem Therapiebeginn solange gewartet werden, bis die Zahnstellung dies erlaubt.

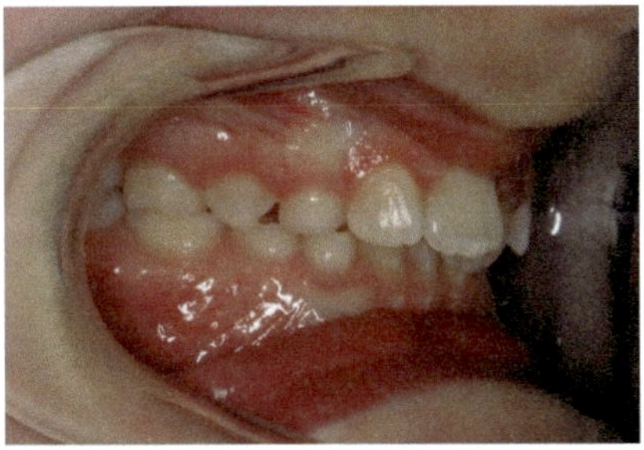

Abb. 1.6 Tiefbiss [O691]

Bei einer starken Progenie (umgekehrter Überbiss) kann es durch die Stufe auch unmöglich sein, die Zunge korrekt für die Zungenruhelage an den Rugae anzulegen. Denn dazu müsste der komplette Zungenkorpus so weit nach hinten gezogen werden, dass dann zwar die Zungenspitze korrekt an den Rugae anliegt, die dorsalen Anteile des Zungenrückens in Richtung der Valleculae drücken und so den Oropharynx verengen.

Keine Okklusion der Molaren

Kann der Patient aufgrund der Zahnstellung oder bedingt durch die kieferorthopädische Behandlung die Molaren nicht schließen, dann kann das adulte Schluckmuster nicht angebahnt werden, denn die Mm. masseter können so beim Schlucken nicht aktiv werden.

Skelettal-offener Biss

Bei manchen Patienten zeigt das Röntgenbild, dass ein offener Biss (▶ Abb. 1.7) droht oder bereits vorliegt, der im Kiefer- und Schädelwachstum begründet liegt. Es kann sogar sein, dass zwar der Biss kurzfristig geschlossen ist, sich jedoch wieder öffnen wird. Ein operativer Eingriff ist mitunter unumgänglich und weder die Zahnstellungsregulation noch eine erfolgreich verlaufene logopädische Therapie sind hier zum Schließen dieses offenen Bisses ausreichend. Es könnte aber durchaus auch ein Mischbild vorliegen, bei dem eine Kombination aus operativem Eingriff und die Durchführung einer logopädischen Therapie indiziert ist.

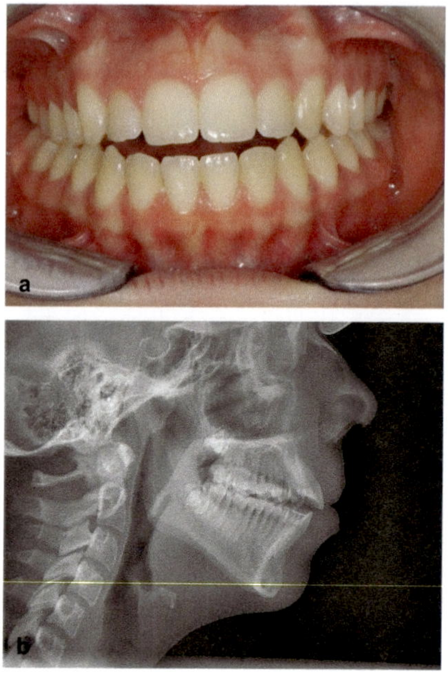

Abb. 1.7 a. und b. Skelletal offener Biss [O691]

Therapieadhärenz

Ein Problem im Therapieverlauf ist immer wieder die Therapieadhärenz der Patienten. Diejenigen, die nach M.U.N.D.T® behandelt werden, befinden sich mehrheitlich in der Pubertät. Eine Lebensphase, die geprägt ist von Umbrüchen, Sinnkrisen, Rebellion gegen die Welt der Erwachsenen und mangelnder Motivation.

Da sich das Tragen einer Zahnspange i. d. R. einige Zeit hinzieht (mitunter mehrere Jahre), haben die Patienten im Laufe einer solchen Intervention kaum mehr ein Gefühl für die Zeitleiste oder den zeitlichen Verlauf einer logopädischen Therapie, die sie dann zusätzlich absolvieren müssen, neben den ohnehin schon ständigen Kontrollterminen beim Kieferorthopäden.

Den jugendlichen Patienten wird seitens des Kieferorthopäden oft vermittelt, dass sie nach Beenden der logopädischen Therapie ihre Spange los werden. Das ist eine anfängliche Motivation des Patienten, die im Verlauf der logopädischen Therapie weiter aufrechterhalten werden muss.

Umso positiver wird es aufgenommen, dass der Therapieverlauf bei M.U.N.D.T® tatsächlich überschaubar ist. Es wird aus Sicht der Jugendlichen auch keine Zeit vertan, denn es wird altersgemäß kommuniziert und keine Zeit auf Spielen verwandt. Eine 15-jährige Patientin hat i. d. R. selten Lust, Spiele mit der Therapeutin zu spielen, bei denen z. B. die Zungenruhelage eingenommen werden muss.

Zudem ist eine ½ Stunde Therapiezeit gefühlt deutlich weiter weg von einer vollen Stunde als 45 Minuten. So ist die Bereitschaft, diese 30 Minuten 1-mal wöchentlich aufzubringen, viel höher und im Wochenplan eines Teenagers unterzubringen. Jugendliche sind neben ihren täglichen Verpflichtungen sehr mit sich beschäftigt und so fällt jeder zusätzliche Aufwand insbesondere für das subjektive Zeitmanagement ins Gewicht.

Da die Eltern i. d. R. stets an der Therapie teilnehmen dürfen, verstehen sie den Sinn der -schritte und sind so besser in der Lage, ihre Kinder zu Hause beim Üben zu unterstützen – durch das Ermöglichen von regelmäßigem Üben und nicht zuletzt durch eine positive Einstellung gegenüber der Therapie.

Es gibt aber auch Patienten (besonders betroffen sind nach meiner Erfahrung dabei die 14-jährigen Jungen), bei denen sich bereits nach zwei bis drei Einheiten zeigt, dass sie sich für das Gelingen der Therapie nicht hinreichend einbringen. Hier wird dann nach einem klärenden Gespräch (sowie dem erneuten Bemühen um Mitarbeit) die Therapie mit dem Verweis auf die Möglichkeit abgebrochen, sie zu einem späteren Zeitpunkt gerne fortsetzen zu dürfen.

Stockender Therapieverlauf, ohne die Zwischenziele zu erreichen
Manchmal kommt es vor, dass die gewünschten Erfolge nicht erzielt werden.

Bei genauem Nachfragen stellt sich dann oft heraus, dass die Übungen zu Hause nicht richtig umgesetzt wurden.

Das kann mehrere Ursachen haben:
- Zum einen kann es sein, dass die Anforderungen auf dem Hausaufgabenblatt so aufgeschrieben wurden, dass sie fehlerhaft verstanden wurden.
- Der Patient hat vielleicht den Hausaufgabenzettel gar nicht genutzt und so etwas Falsches geübt.
- Es kann aber auch sein, dass der Patient die Aufgaben zu Hause verändert hat und sich so die Zwischenziele nicht erreichen ließen.

Gerne erläutere ich den Patienten dies mit einem Bild: Wenn jemand reiten lernt und die Gangart Schritt an der Longe in der Halle schon gut kann, dann kann er noch lange nicht querfeldein im Galopp reiten. Da ist das Scheitern dann vorprogrammiert.

Wenn sich der Patient also mehr abverlangt, als es die Hausaufgaben von ihm fordern, dann ist das Misslingen nahezu unausweichlich. Hier hilft es, wenn das Übungssetting zu Hause im Detail besprochen und optimiert wird. Übt der Patient dann so wie besprochen, werden die Ziele auch erreicht. Stellt sich kein Erfolg ein, dann ist klar, dass zu Hause zu wenig oder gar nicht geübt wird, weil es an der nötigen Therapieadhärenz fehlt. Das führt dann zum Abbruch der Therapie. Es kann aber auch sein, dass es dem Patienten trotz korrekten Übens sehr schwerfällt, die Ziele zu erreichen (▶ Kap. 3, Fallbeispiel von Marcel), dann braucht es an der einen oder anderen Stelle im Therapieverlauf vielleicht einfach ein wenig mehr Zeit. Man sollte in der Therapie nie den nächsten Schritt tun, bevor der aktuelle nicht wirklich gut gelingt, denn der ist ja die Basis für die kommende Anforderung.

1.8.1 Das funktionseinschränkende Zungenband

Steffi Kuhrt

Orale Restriktionen in Form von verkürzten symptomatischen Zungen- und/oder Wangenbändern und/oder tief inserierenden (ansetzenden) Lippenbändern verursachen Störungen der oralen Funktionen, weshalb sie zunehmend in den Fokus für die Betrachtung orofazialer Dysfunktionen (OFD) geraten.

In der logopädischen Diagnostik von Artikulationsstörungen und orofazialen Dysfunktionen sind insbesondere die verkürzten symptomatischen Zungenbänder von Bedeutung, da diese die orofazialen Funktionen Atmen, Zungenruhelage, Saugen, Kauen, Schlucken, Sprechen und Stimme sowie die Mimik nachhaltig beeinträchtigen können.

Das Frenulum linguae (Zungenband) ist eine sehnige, segelartige Struktur, die den kompletten Zungenkörper mittig von der Zungenspitze bis in den Mundboden zur lingualen Seite des Alveolarkamms im Unterkiefer durchzieht. Die Entstehung bzw. das Zurückbleiben des verkürzten Zungenbandes wird auf einen unzureichenden Trennungsvorgang zwischen Mundboden und Zungenunterseite durch unvollständige Apoptose (programmierter Zelltod) während der Embryonalentwicklung zurückgeführt (Moghtader 2019). Im Zungenband selbst verlaufen keine Nerven und größeren Blutgefäße.

Beim Frenulum linguae wird zwischen einem anterioren, medianen und einem posterioren Anteil unterschieden. Die ‚klassischen' und gut sichtbaren anterioren Zungenbänder mit einem Ansatz an der Zungenspitze sind den meisten Therapeuten bekannt, so dass sie erkannt werden können und auch ihre einschränkende Wirkung auf die orofazialen Funktionen offensichtlich ist.

Die im medianen und dorsalen Teil jenseits der Mitte der Zungenunterseite oder sogar submukös ansetzenden Anteile eines Zungenbandes erschließen sich nicht unbedingt ‚auf einen Blick', sondern erfordern eine eingehende Funktionsanalyse.

In einer Studie von Martinelli et al. (2014) wurde die Histologie des Zungenbandes untersucht: in allen Arten von Zungenbändern wurde ein hoher Anteil an Typ I Kollagen gefunden, der sich nur zu ca. 3% dehnen lässt. Die Autoren empfehlen zur Behandlung eines Frenulum linguae breve eine Frenotomie zur Verbesserung der orofazialen Funktionen, da Übungen zum Dehnen des Zungenbandes aufgrund des Typ I Kollagens nicht hilfreich und nachhaltig seien.

Die klassischen logopädischen Ansaugübungen oder das Ausstreichen zum Dehnen des Zungenbandes sind also nicht zielführend, sondern stellen kompensatorische Funktionen her, die wiederum keine physiologischen Abläufe ermöglichen oder gar andere Funktionen beeinträchtigen können. Es wird also nicht das Zungenband, sondern der Zungenmuskel und der Mundboden reversibel gedehnt.

Die Vorkommenshäufigkeit eines Frenulum linguae breve schwankt in verschiedenen Studien. In einer Untersuchung mit mehr als 3.000 Säuglingen wird sie mit 4 bis 12 % angegeben (Ballard et al. 2002). In Brasilien, wo die Untersuchung des Zungenbandes als Teil der U1 nach der Geburt ein Standardverfahren ist, wird die Prävalenz mit ca. 32 % der mehr als 1.700 untersuchten Säuglinge angegeben (Martinelli et al. 2018). Vermutlich werden so insbesondere die median und posterior ansetzenden Zungenbänder weitaus häufiger und früher erkannt. Jungen sind doppelt so häufig von einem zu kurzen Zungenband betroffen wie Mädchen, jedoch gibt es keine ethnischen Unterschiede in der Verteilung (Beckmann 2019).

Erste Hinweise im Säuglings- und Kleinkindalter

Die Ruhelage der Zunge, das Saug- und das Schluckmuster, werden von Beginn an durch das zu kurze Zungenband beeinflusst. Bei einem Säugling kann sich das durch Probleme beim Saugen an der Brust schon in den ersten Lebenstagen bemerkbar machen. Das physiologische Saugen kann erschwert oder unmöglich sein, so dass durch kompensiertes nicht-physiologisches Trinken, das mit Kaubewegungen und Schmatz- und Schnalzgeräuschen einhergeht, die Brust immer wieder losgelassen wird und neu angesaugt werden muss. Die Mamille wird nicht ausreichend weit in den Mund eingesogen und nur schwer im Mund gehalten. Es wird Luft geschluckt (Aerophagie). Die Mamillen können nach dem Stillen stark verformt sein und schmerzen. Das Saugen wird anstrengend, die Kinder ermüden schnell, werden nicht richtig satt und müssen sehr häufig gestillt werden. Gedeihstörungen können die Folge sein. (Moghtader 2019; Guóth-Gumberger & Karall 2016)

Bei der Umstellung auf Brei und feste Nahrung können sich erneut Probleme einstellen: bei eingeschränkter Zungenbeweglichkeit ist die Boluskontrolle möglicherweise erschwert. Die Kinder lehnen bestimmte Konsistenzen vielleicht gänzlich ab, bevorzugen fein pürierte oder sehr weiche Kost. Sie können sich häufiger verschlucken oder würgen und erbrechen sogar. Das Essen wird zum Kampf, verursacht mitunter Ängste vor dem Verschlucken und wird für Kinder wie Eltern zu einer stark belastenden Situation.

Die Reinigung von Speiseresten aus Wangentaschen, Gaumen und Zähnen ist mit einem kurzen symptomatischen Zungenband erschwert bis unmöglich und kann zur Kariesbildung beitragen. Manchmal pulen die Kinder dann mit den Fingern in den Wangen oder am Gaumen, um Speisereste zu entfernen, die sie anders nicht erreichen können.

Weitere Hinweise auf ein zu kurzes symptomatisches Zungenband im Säuglings- und Kindesalter, aber auch bei Erwachsenen, können eine offene Mundhaltung tagsüber und nachts, Schnarchen mit einem erhöhten Risiko für Schlafapnoe, Augenringe oder sehr unruhiger kurzer Schlaf sein. Mit Beginn der Tiefschlafphase erschlafft die Muskulatur. In Rückenlage fällt dann die ohnehin schon nach posterior verlagerte Zunge der Schwerkraft folgend in den Rachen und verengt diesen. Der daraus resultierende Sauerstoffmangel versetzt das Gehirn in Alarm und führt zum Aufwachen, damit die Muskulatur wieder ‚anspringt' und der Rachen frei wird. Das bedeutet, dass die wichtigen erholsamen Schlafphasen fehlen oder viel zu kurz sind.

Unabhängig davon kann die offene Mundhaltung zu einem Hyperplasieren der lymphatischen Gewebe des Waldeyerschen Rachenrings führen, da sie dauerhaft ungefilterter, trockener und kalter Luft ausgesetzt sind. Die durch die fehlende Nasenatmung trockenen Schleimhäute sind außerdem angreifbarer für Krankheitserreger.

Auswirkungen auf Haltung, orale Funktionen und Gebisswachstum

Das Zungenband beeinflusst durch seine anatomisch enge Verflechtung mit der intrinsischen und extrinsischen Zungenmuskulatur und der damit auch bestehenden Wirkung auf die Position des Zungenbeins viele Funktionen.

Ist das Zungenband verkürzt, wird die Bewegung der Zunge an den Gaumen beim Schlucken erschwert und die dafür nötige Muskulatur kompensatorisch zu stark angespannt. Patienten berichten auch davon, dass das Schlucken mühsam ist und sich angestrengt anfühlt. Durch die dauerhaft zu hohe Anspannung der extrinsischen Zungenmuskulatur wird das Zungenbein nach cranial verlagert. Dadurch wiederum gerät die infrahyoidale Muskulatur unter Zugspannung. Der M. sternohyoideus zieht am Brustbein Richtung cranial, der M. omohyoideus zieht zum Schulterblatt und zieht dieses nach vorn oben, die Schultern rotieren nach vorn und der Kopf geht kompensatorisch in Vorhalte.

Die Kopfvorhalte wiederum wirkt auf die Ruhelage von Lippen, Zunge und Unterkiefer. Die suprahyoidale Muskulatur gerät unter Zug, was wiederum den Kieferschluss erschwert, so dass der Unterkiefer kompensatorisch absinkt. Das vergrößert den Abstand zwischen Gaumen und Zunge und verhindert das flächige Anlegen der Zunge in Ruhe an den harten Gaumen. Die Lippen werden angestrengt mit Einsatz des Mentalismuskels geschlossen oder bleiben gar offen.

Ähnliche Auswirkungen auf das Schlucken sind dann ebenfalls zu beobachten, ein pathologisches Schluckmuster kann also die Folge sein. Ein effizientes Kauen mit geschlossenen Lippen ist anstrengend und kann zu schmerzhaften Verspannungen der Kaumuskulatur führen.

Ebenfalls damit assoziierte Symptome sind Knirschen und Pressen mit den Zähnen (Bruxismus).

Der fehlende dauerhafte oder nur eingeschränkte Kontakt der Zunge mit dem Gaumen in Zungenruhelage und/oder beim Schlucken kann das Wachstum und die Ausformung des Gaumens und der Zahnbögen negativ beeinflussen.

Häufig kann man beobachten, dass die Zunge in Ruhelage und beim Schlucken mit der Zungenspitze an die Lingualflächen der unteren Schneidezähne presst und sich lateral zwischen die Zahnreihen schiebt. Das kann die Entwicklung einer mandibulären Progenie begünstigen. Insbesondere dann, wenn keine Anhaltspunkte für eine solche Fehlstellung des Bisses in der Familie des Betroffenen vorliegen, sollte das Zungenband genauer untersucht werden.

Bei gleichzeitiger Unterentwicklung des Oberkiefers, so dass dieser schmal und hoch bleibt, resultiert ein Kreuzbiss.

Auch in der Artikulation kann sich ein verkürztes Zungenband bemerkbar machen. Alle Laute, die den Kontakt der Zunge mit dem Gaumen erfordern, können betroffen sein, je nachdem wie stark das Bewegungsausmaß der Zunge eingeschränkt und der Gaumen ausgeformt ist. Manchmal wird die Zunge insgesamt breit und der Unterkiefer wird beim Sprechen deutlich mit nach vorn geschoben.

Das funktionseinschränkende Zungenband in der logopädischen Diagnostik

Ein zu kurzes Zungenband kann schon in den ersten Lebenstagen Beschwerden machen, es kann aber auch über Jahre und Jahrzehnte unentdeckt bleiben, weil die Betroffenen Kompensationsmechanismen entwickelt haben, die ihnen viele Funktionen dennoch ermöglichen oder weil auftretende Beschwerden nie in Zusammenhang mit dem Zungenband gebracht wurden.

So gibt es durchaus Kinder mit deutlich zu kurzem Zungenband, deren Mütter berichten, dass sie z. T. sogar über lange Zeit erfolgreich und beschwerdefrei gestillt haben und/oder die artikulatorisch gänzlich unauffällig sind. Dann wird möglicherweise erst im Zuge einer kieferorthopädischen Behandlung mit begleitender logopädischer Therapie ein Frenulum linguae breve entdeckt.

In der Anamnese sollten die zuvor skizzierten Symptome im Säuglings- und Kindesalter und aktuelle Beschwerden abgefragt werden. Das Aussehen von Zunge und Gaumen sowie die Zahnstellung werden untersucht.

Die logopädische Diagnostik umfasst die Beurteilung des Bewegungsausmaßes der Zunge, die bei weit geöffnetem Mund die oberen Schneidezähne oder die Papilla incisiva berühren können sollte. Die Zunge wird weit nach unten zum Kinn herausgestreckt und sollte sich dabei an den Seiten nicht aufwölben oder grob zu einer Seite abweichen. Die Spitze sollte nicht herzförmig eingezogen oder stark verdickt sein.

Die maximale Mundöffnung kann grob geprüft werden, indem dabei vier Finger breit Platz frontal zwischen oberer und unterer Zahnreihe sein sollte (▶ Abb. 1.8), ohne dass dabei ein starkes Hervortreten der Halsmuskulatur zu sehen ist.

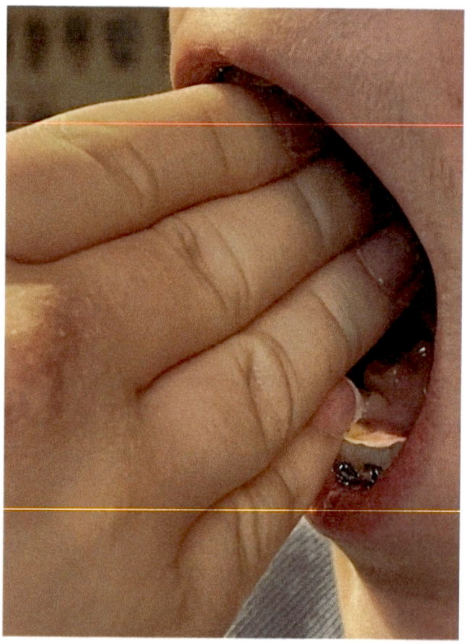

Abb. 1.8 Vier-Finger-Maß, dabei Mund maximal weit öffnen [O692]

Mit an den Gaumen angesaugter Zunge soll ca. zwei Finger breit Platz zwischen den Zahnreihen sein, da davon ausgegangen wird, dass die Mundöffnung dann noch etwa 50% der maximalen Mundöffnung betragen soll. Bildet das Zungenband bei angesaugter Zunge die Form eines Eiffelturms, weil sich die Ausführungsgänge der sublingualen Speicheldrüsen und ein Teil des Mundbodens kompensatorisch mit anheben, so ist dies ebenfalls ein Hinweis auf ein kurzes Zungenband. Kann die Zunge nicht flächig angesaugt werden, sollte dies zunächst geübt werden. Es sei denn, das Zungenband ist augenscheinlich so kurz, dass dies anatomisch nicht möglich ist.

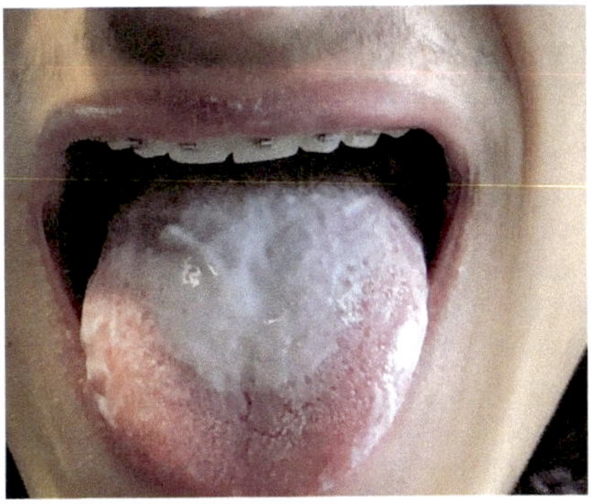

Abb. 1.9 Joghurt-Schluck mit typischen Residuen auf der Zunge [O692]

Der Patient wird weiterhin gebeten, eine kleine Menge Joghurt zu schlucken (▶ Abb. 1.9) und direkt danach den Mund zu öffnen und die Zunge herauszustrecken. Deutliche Residuen auf der Zunge danach oder auch ein dauerhafter Zungenbelag sind ebenfalls ein Indiz für eine Zungenbandproblematik.

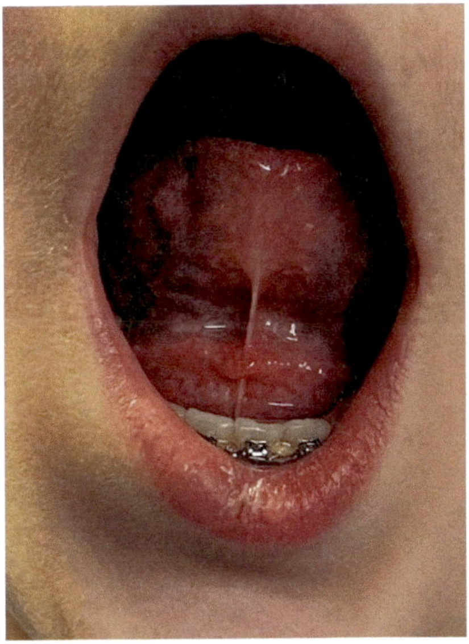

Abb. 1.10 Kurzes Zungenband mit kompensatorischem Anheben des Mundbodens [O692]

Außerdem werden im Rahmen der Diagnostik der OFD die oralen Funktionen Zungenruhelage und Schlucken überprüft sowie das Vorhandensein von Habits beobachtet. Es ist dabei sicherzustellen, dass die Zunge in Ruhelage und beim Schlucken den harten Gaumen fast vollständig ausfüllen kann. Ist das nicht der Fall oder ist es nur mit Ansaugen der Zunge möglich, so dass das Zungenband gespannt ist, dann ist das ein deutlicher Hinweis auf ein zu geringes Bewegungsausmaß der Zunge (▶ Abb. 1.10).

Sollte sich der Verdacht erhärten, dass bei dem untersuchten Patienten das Zungenband zu kurz ist, wird an einen entsprechend geschulten Zahnarzt, Oralchirurgen, MKG-Chirurgen, HNO-Arzt oder Kinderarzt verwiesen. Nur diese dürfen eine entsprechende Diagnose stellen und können eine Frenotomie vornehmen. Zeigen sich Beschwerden, für die eine physiotherapeutische und/oder osteopathische

Behandlung sinnvoll sein könnte, sollte dies mit dem behandelnden Überweiser besprochen und von diesem ggf. veranlasst werden.

Behandlung bei verkürztem Zungenband

Das verkürzte Zungenband kann aufgrund seiner kollagenen Anteile durch Ansaugübungen, Ausstreichen oder Massagen nicht bzw. nur minimal gedehnt werden (Martinelli et al. 2014). Dadurch wird i. d. R. vorwiegend eine Mobilisierung des Mundbodens und der Zungenunterseite erreicht, die nur scheinbar die Länge des Zungenbandes verändert und letztlich zu einer funktionellen reversiblen Kompensation führt, nicht jedoch zu einer physiologischen Funktion.

Deshalb bedarf es der chirurgischen Korrektur durch die vollständige funktionelle Frenotomie, die i. d. R. unter Lokalanästhesie durchgeführt wird. Zusätzlich zum chirurgischen Eingriff ist eine vorbereitende und begleitende logopädische Behandlung notwendig.

Diese hat mehrere Aufgaben. Zunächst besteht die Behandlung darin, mit dem Patienten das Ansaugen der Zunge an den Gaumen zu üben. Dies sollte, wenn es anatomisch möglich ist, für die Frenotomie ca. eine Minute lang gehalten werden können, so dass es dem Operateur möglich ist, die gesamte Struktur zu sehen und den Schnitt genau zu setzen. Die entstehende rautenförmige Wunde wird bei ausreichend kooperativen Kindern sowie Jugendlichen und Erwachsenen anschließend vernäht, sodass kein aktives Wundmanagement zum Verhindern eines Reattachements wie bei Säuglingen notwendig ist. Die Patienten beginnen nach dem Entfernen oder dem Auflösen von entsprechendem Nahtmaterial und bei Schmerzfreiheit mit Zungenübungen und Massagen, die dem Dehnen der nun frei beweglichen Zungenmuskulatur und der Entwicklung des vollen Bewegungsausmaßes der Zunge dienen. Auch sind Übungen zum Lockern und Dehnen der Muskulatur des Mundbodens, der Zungenbein- und Kaumuskulatur hilfreich. Zusätzlich empfiehlt sich eine physiotherapeutische Mitbehandlung bei Beschwerden wie Nacken- und Schulterschmerzen sowie Haltungsproblematiken.

Die logopädische Therapie hat dann die Aufgabe, den Patienten zu den nun anatomisch möglichen physiologischen oralen Funktionen anzuleiten und deren Habitualisierung zu begleiten.

1.8.2 Abbau der habituellen Mundatmung (AHMA)

Ausgangspunkt für die logopädische Therapie nach M.U.N.D.T® ist die Einnahme der physiologischen Zungenruhelage als Basis für das Erlernen des adulten Schluckmusters. Dafür ist eine intakte Nasenatmung unerlässlich. Erst wenn diese ungehindert funktioniert, kann überhaupt erst mit der Therapie einer orofazialen Dysfunktion begonnen werden.

Liegt allerdings eine habituelle Mundatmung vor, dann kann der Patient offensichtlich nicht dauerhaft durch die Nase atmen.

Eine solche habituelle Mundatmung kann dabei sowohl organische wie auch funktionelle Ursachen haben, die i. d. R. die Folge einer organischen Ursache sind.

Organische Ursachen, die unbedingt differenzialdiagnostisch von einem Facharzt (Oto-Rhino-Laryngologe, Oralchirurg) abgeklärt werden müssen, können sein:

- häufige Rhinitiden im Kleinkindalter
- Adenoide, Tonsillen
- Polypen

- Septumdeviation
- Sinusitis
- Asthma
- Allergien: Pollen, Hausstaubmilben, Tierhaare
- Zungenband (Frenulum breve; Ankyloglossie; TOT – *tethered oral tissues; tongue tie*)

Liegen eine oder mehrere der oben aufgeführten organischen Ursachen vor, dann muss dies vorrangig medizinisch behandelt werden. Erst daran kann sich die funktionelle Therapie der Nasenatmung anschließen.

Besteht keine organische Ursache mehr zur Mundatmung in Ruhe und wird diese dennoch beibehalten, dann liegt eine funktionelle Mundatmung vor.

Denn das System hat ‚vergessen', dass die Ruheatmung wieder durch die Nase erfolgen kann. Es wird also dauerhaft durch den Mund geatmet.

Aus einer dauerhaften Mundatmung können Folgeprobleme im Bereich der Atmung wie auch im orofazialen Bereich entstehen:

- Hochatmung (Relevanz auch für die Stimmtherapie)
- Veränderung der Mundflora/Schleimhäute
- Veränderung der Zähne (Farbe des Zahnschmelzes, kariöser Befall)
- ‚adenoider' Gesichtsausdruck
- keine physiologische Zungenruhelage
- Fehlstellungen der Zähne
- Wachstumsprobleme (Kiefer, Mundhöhle)
- Haltungsprobleme
- schlechte Sauerstoffversorgung (geringere Aufnahmefähigkeit)

Die habituelle Mundatmung findet in der klassischen myofunktionellen Therapie (MFT) zwar große Beachtung. Sie wird i. d. R. allerdings mit dem Symptom der offenen Mundhaltung (OMH) gleichgesetzt. Daraus folgt, dass dem Lippenschluss eine wichtigere Bedeutung beigemessen wird als der eigentlichen Nasenatmung.

Der unspezifisch auch als Mundschluss bezeichnete Lippenschluss ist der eutone Verschluss des Musculus orbicularis oris (quergestreifte Muskulatur). Es wird neben der vermeintlichen Bedeutung für den Schluckablauf davon ausgegangen, dass der Mundschluss bei den habituellen Mundatmern nicht (mehr) möglich ist, weil es dem Musculus orbicularis oris angeblich am entsprechenden Tonus fehlt und der Verschluss rein muskulär nicht (mehr) möglich sei. So gibt es in der Folge bei vielen Therapiekonzepten eine Fülle von Übungen, die die Muskulatur der Wangen und Lippen trainieren sollen. Übungen zum Umgewöhnen auf die Nasenatmung sind da eher selten. Der „Übungsblock Myofunktionelle Therapie" von Kittel und Förster (2012) umfasst z. B. 18 Lippenübungen, jedoch keine einzige zur Nasenatmung. Bei Schuster (2017) wird die Nasenatmung immerhin in den Verlauf des therapeutischen Prozesses eingebettet – in Übung Nr. 10 von insgesamt 16 Übungen. Wobei hierzu einschränkend angemerkt werden muss, dass dort lediglich die Einatmung durch die Nase zu gelingen hat, da hier ein Luftrüssel durch die orale Ausatemluft aufgeblasen wird.

Furtenbach und Wallner (2010, S. 263) meinen sogar *„Der fehlende Kontakt der Zunge zum Gaumen in Ruhe und beim Schlucken ist vom fehlenden Lippenkontakt nicht zu trennen und wird gemeinsam mit diesem behandelt. Eine offene Mundhaltung geht niemals mit einer physiologischen Zungenruhelage und einem physiologischen Schluckmuster einher."*

Diese Sichtweise mag im Ergebnis durchaus ihre Berechtigung haben, da die physiologische Zungenruhelage ja nicht nur aus der Lagerung der Zunge an sich, sondern aus drei Faktoren besteht:

- der Position der Zunge am harten Gaumen
- den Kieferreihen in Ruheschwebe zueinander
- den geschlossenen Lippen

Ob eine habituelle Mundatmung allerdings auch ein viszerales Schluckmuster zur Folge haben kann, ist nach meinem derzeitigen Stand nicht eindeutig zu belegen. Korrelationen sind zwar zu beobachten, aber eine eindeutige Kausalität ist dadurch nicht klar abzuleiten.

Dem „Lippenkontakt“ (Furtenbach 2009) wird meines Erachtens so eine zu hohe Bedeutung beigemessen. Für das Training des Lippenschlusses kommen gerne zusätzliche Hilfsmittel oder Geräte wie Lippenwaagen, Mundspatel, Sauger oder Mundvorhofplatten zum Einsatz. Ironischerweise sind dies alles Hilfsmittel, bei denen sich zumindest ein Teil des Geräts zwischen den Lippen befindet. Beim Einsatz solcher Übungshilfsmittel kann man darüber hinaus regelmäßig das kontraproduktive Einspringen des M. mentalis beobachten oder mitunter sogar eine kompensatorische Vorverlagerung der Mandibula.

Betrachtet man hingegen die Artikulation der betroffenen Patienten genauer, wird man feststellen, dass sie trotz ihrer habituellen Mundatmung sehr wohl in der Lage sind, die bilabialen Laute /m/, /b/ und /p/ zu bilden. Ein Verschluss des M. orbicularis oris ist also i. d. R. möglich und muss nicht erst durch Übungen erarbeitet werden. Meine Daten aus der Praxis (bei n = 487) weisen eine Vorkommenshäufigkeit von lediglich einem Fall auf, bei dem die bilabialen Laute ersatzweise dento-labial gebildet wurden (Krätsch-Sievert 2019).

Wie bei M.U.N.D.T® ist es auch beim Training der Nasenatmung nach meiner Einschätzung ebenfalls keine Frage der Muskulatur, sondern auch hier handelt es sich vielmehr um einen Umlernprozess. Der Patient muss sich (wieder) daran gewöhnen, dass er nicht erstickt, wenn er durch die Nase atmet. Dazu wurde von mir das kleine Nasenatmungsprogramm AHMA (Abbau habitueller Mundatmung) entwickelt, das sich im Kern über vier Übungswochen erstreckt. Dies kann einer Therapie orofazialer Dysfunktionen gut vorangestellt werden.

Screening und Training mit AHMA

Ergibt sich im Rahmen einer logopädischen Befundung also der Verdacht, der Patient könnte ein Problem mit der Nasenatmung haben, dann kann man Gewissheit durch ein kleines Screening erlangen (Anhang, AHMA-Screening):

Der Patient sitzt vor einem Spiegel und soll 30 Sekunden lang seine Lippen geschlossen halten. Die Therapeutin zählt dabei laut bis 30. Dies wird 1- bis 2-mal wiederholt. Hierbei hilft dem Patienten die visuelle Kontrolle über das Spiegelbild (▶ Abb. 1.11).

Gelingt es dem Patienten nicht bzw. fällt es ihm schwer, die 30 Sekunden durch die Nase zu atmen (manche halten sogar die Luft an), dann ist dies ein sicherer Hinweis auf eine nicht funktionierende Nasenatmung.

Der Patient wird absichtlich nicht aufgefordert, durch die Nase zu atmen, um bewusstes Einziehen der Luft zu vermeiden und so einer möglichen Hyperventilation vorzubeugen. Ebenfalls werden so Atemgeräusche vermieden. Deshalb wird dem Patienten (insbesondere bei Kleinkindern und Kindern im Vorschulalter) ablenkend vermittelt, er müsse sich auf die geschlossenen Lippen fokussieren.

Die Lippen müssen aber auch deshalb verschlossen sein, damit die Atmung eindeutig durch die Nase zu erfolgen hat. Zeigen sich im Screening Auffälligkeiten, muss vor einem Training der Nasenatmung unbedingt eine ärztliche Diagnostik durchgeführt werden, um organische Ursachen auszuschließen.

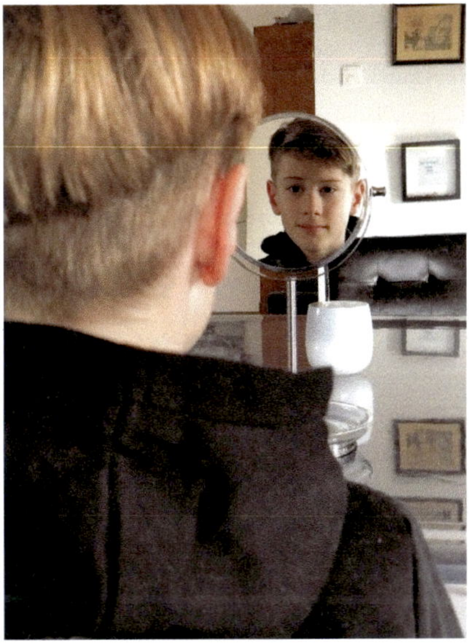

Abb. 1.11 Junge trainiert AHMA [M1040]

Hat das Screening eine Problematik bei der Nasenatmung ergeben und sind mögliche organische Ursachen ausgeschlossen worden, sollte mit dem Training der Nasenatmung vor allem anderen begonnen werden. AHMA ist ein 4-wöchiges Trainingsprogramm, das für das Üben zu Hause konzipiert wurde. Denn das Training bzw. die Umgewöhnung der Atmung lebt von der täglichen Wiederholung kurzer Übungseinheiten. Das ist im logopädischen Praxisalltag weder leistbar noch nötig. Das Trainingsprogramm ist sehr klar aufgebaut, leicht durchführbar und hat eine geringe Fehleranfälligkeit, dadurch bedarf es keiner engmaschigen therapeutischen Begleitung.

Von Woche zu Woche steigert sich die zeitliche Anforderung, in der die Atmung durch die Nase zu erfolgen hat. Die jeweilige Steigerung ist zwar gering, jedoch wird so durch kontinuierliches Arbeiten ein konstantes Verbessern gewährleistet. Ein Elternteil – i. d. R. die Mutter –, der dann das Training auch zu Hause mit dem Kind durchführen wird, bekommt das Üben von der Therapeutin vorgemacht, daraufhin muss sie es 1- bis 2-mal nachmachen. Es wird besonderes Augenmerk auf das Setting und die verwendete Sprache gelegt. So wie in der Testsituation wird auch zu Hause nie von der Atmung durch die Nase gesprochen. Vielmehr wird der Fokus stets auf die geschlossenen Lippen gelegt.

Das Übungsprogramm AHMA ist wie folgt gestaffelt:

- Woche 1:
  3-mal täglich bis 30 zählen
  (Mutter und Kind sind gemeinsam vor dem Spiegel)
- Woche 2:
  3-mal täglich 1 Minute
  (mit Blick auf das Smartphone der Mutter, das eine Stoppuhr ist)
- Woche 3:
  2-mal täglich 2 Minuten
  (ohne Spiegel möglich)
- Woche 4:
  2-mal täglich 5 Minuten
  (Musik hören, TV schauen, vorlesen lassen)

Während des 4-wöchigen Trainings zu Hause kann (und sollte) sich die Mutter unbedingt melden, wenn es Unklarheiten gibt oder zu Problemen bei der Durchführung kommt.

Eine Wiedervorstellung nach Abschluss des Programms wird zu Beginn des Trainings terminiert.

Zum Kontrolltermin wird der Patient aufgefordert, in den Spiegel zu schauen, während die Therapeutin bis 50 zählt.

Klappt dies mühelos, kann mit der Therapie nach M.U.N.D.T® begonnen werden. Die weitere Habitualisierung der Nasenatmung erfolgt dann gleichzeitig mit der Arbeit an der Zungenruhelage.

Ist der Patient allerdings noch zu jung für eine Therapie nach M.U.N.D.T®, kann das Training zu Hause weitergeführt werden.

Dafür wird die Nasenatmung in 14-tägigen Blöcken weiter verlängert. In den ersten zwei Wochen nach dem Kontrolltermin sollte 1-mal täglich für 10 Minuten geübt werden. In dieser Zeit könnte dem sitzenden Kind z. B. etwas vorgelesen werden. Dabei könnte die Mutter ankündigen, dass sie immer dann eine Lesepause machen muss, wenn die Lippen sich öffnen. Sie kann also nur dann lesen, wenn die Lippen geschlossen sind. In den drauffolgenden 14 Tagen kann das Training auf 1-mal täglich 20 Minuten verlängert werden. Hier könnte man dem Kind erlauben, sich etwas anzuhören (z. B. Toni-Box) oder etwas im TV anzuschauen. Auch könnte man das Kind extra zum Üben motivieren, indem man eine Art Prämie bei Zielerreichung auslobt.

1.8.3 Picky Eaters – die wählerischen Esser

Bei M.U.N.D.T® ist ein Hauptaspekt der Therapie, dass ein Patient die ausreichende Versorgung seines Körpers mit Nahrung und Flüssigkeit oral derart sicherstellt, dass die Zahnstellung dabei nicht in Mitleidenschaft gezogen bzw. einer Zahnstellungskorrektur nicht entgegengewirkt wird.

Da Schlucken von Schlucken kommt, wie man in der Dysphagietherapie bereits erkannt hat, wird das Anwenden des adulten Schluckmusters bei M.U.N.D.T® auch nie mittels Trockenschluck o. ä. imitiert, sondern es wird stets mit echter Nahrung geübt, nachdem der korrekte Schluckablauf mit Wasser erlernt wurde. Essen – die Aufnahme von Nahrung – ist also ein wichtiger Bestandteil in der Therapie orofazialer Dysfunktionen.

Spätestens wenn es um die Routine im Wechselspiel zwischen Kauen und Schlucken zur sukzessiven Mundentleerung geht, zeigt sich bei manchen Patienten aber ein mitunter gravierendes Ernährungsproblem, falls sich dies nicht schon in der Anamnese herausgestellt hat. Nach der vierten Therapieeinheit muss zu Hause nämlich mit Obst oder Gemüse geübt werden.

Da heißt es dann gerne mal: „Gemüse isst mein Kind aber nicht. Und bei Obst eigentlich auch nur Äpfel ohne Schale."

Wie sich dann regelmäßig bei genauerem Befragen herausstellt, zeigen die betroffenen Patienten eine mehr oder weniger starke Einschränkung in ihrem Speiseplan; sie selektieren, sind wählerisch und mögen Dinge einfach nicht, ohne dass es dafür einen nachvollziehbaren Grund gibt, z. B. eine Allergie, Ankyloglossie oder Sensibilitätsstörung.

Der Speiseplan dieser sog. *Picky Eaters* (wählerischen Esser) besteht i. d. R. aus wenigen willkürlich ausgesuchten Lebensmitteln. Laut Renk (2021, Logopädin an der Klinik für Kinder- und Jugendmedizin des Universitätsklinikums Münster) liegt eine solche Störung bei ca. 20 % aller Kinder im Kindergartenalter vor, wobei Jungen häufiger als Mädchen betroffen zu sein scheinen.

Zwar stellt eine gewisse Selektion („Koriander kann ich nicht leiden.“) ein sozial akzeptiertes Verhalten dar, denn nicht jeder mag alles. Und ebenso gelten kulturelle Vorlieben für oder Abneigungen gegen gewisse Lebensmittel auch als angemessen. Man isst z. B. nicht überall auf der Welt geröstete Heuschrecken oder gebratene Meerschweinchen. Auch kämen in Frankreich eher wenige auf die Idee, zum Frühstück Fisch und Suppe zu sich zu nehmen, so wie es in Japan durchaus üblich ist. Und auch regionale Unverträglichkeiten gibt es; so vertragen erwachsene Asiaten i. d. R. keine laktosehaltigen Produkte.

Aber eine Reduktion auf wenige willkürlich ausgewählte Lebensmittel, die gegessen werden (für das Trinken gilt Ähnliches), ist als problematisch zu betrachten. Dauert dieser Zustand dann auch noch über einen längeren Zeitraum an (mehrere Monate) und zeigen sich zudem auch physiologische wie psychische Folgeerscheinungen (z. B. keine Gewichtszunahme, Gewichtsverlust, Mangelerscheinungen, Verdauungsschwierigkeiten, Probleme innerer Organe, Angst, ausgeprägter Ekel, gesteigerter Würgereiz oder Zwangshandlungen), dann kann man durchaus von einem pathologischen Zustand sprechen. Eine klare Grenzziehung, ab wann das Essverhalten als pathologisch zu bezeichnen ist, ist nicht trivial, da es sich um eine Entwicklungsstörung handelt, die sich vielfältig darstellen kann. Und so ist es von der Beurteilung der jeweils auftretenden Symptome und ihrer Ausprägung abhängig, wie man den individuellen Zustand bewertet und daraus dann ggf. eine Behandlung ableitet.

Nach eigenen Beobachtungen in der Praxis haben aber alle Betroffenen ursächlich zwei Aspekte gemeinsam, die für die Therapie der Störung durchaus Relevanz haben:

- Störung in der frühkindlichen Entwicklung
- Verstärkung durch Interaktion

Störung in der frühkindlichen Entwicklung

Problematisches Essverhalten eines ansonsten organisch gesunden Kindes hat nach meinen Beobachtungen i. d. R. seinen Ursprung in der Zeit der ersten Trotzphase (zwischen dem 18. und 30. Lebensmonat).

In dieser Entwicklungsphase zeigen Kinder einen Schub an Autonomie und Willensbildung. Sie verfügen u. a. über eine gestiegene Mobilität (z. B. durch das selbstständige Laufen) und eine sprunghaft ansteigende Verbesserung der verbalen Kommunikationsfähigkeiten. Dazu gehört es auch, sich zu verweigern, die Autonomie durch Abgrenzung zu erfahren.

Zugleich beginnt in diesem Alter die Angst vor Neuem. Denn Autonomie führt ins Ungewisse und die Angst vor dem Fremden ist eine Art Schutz, sich nicht allzu sehr in Gefahr zu bringen. Angst und Autonomie sind für die kindliche Entwicklung also wichtige Antipoden.

Fokussiert oder verlagert sich diese Skepsis (Abwehr und Angst) in den Bereich des Essens, dann kann sich dort eine eigene Dynamik manifestieren und man spricht von einer *Avoidant Restrictive Food Intake Disorder* (ARFID).

Das englischsprachige Diagnostic and Statistical Manual of Mental Disorders (DSM-5 aus 2013) der American Psychiatry Association definiert eine ARFID mit den nachfolgenden Kriterien:

- *disturbance in eating or feeding, as evidenced by one or more of* (eine Ess- oder Fütterstörung, bei der mindestens eins der Symptome erfüllt sein muss):
  - *substantial weight loss or, in children, absence of expected weight gain* (erheblicher Gewichtsverlust bzw. keine Gewichtszunahme bei Kindern)
  - *nutritional deficiency* (Mangelernährung)
  - *dependence on a feeding tube or dietary supplements* (Notwendigkeit zur Sondenernährung oder zu hochkalorischer Nahrungsergänzung)
  - *significant psychosocial interference* (deutliche psychosoziale Auffälligkeiten)
- *disturbance not due to unavailability of food, or to observation of cultural norms* (Eine Störung liegt nur bei ausreichendem Nahrungsangebot vor und ist im jeweiligen kulturellen Rahmen zu betrachten.)
- *disturbance not due to anorexia nervosa or bulimia nervosa, and no evidence of disturbance in experience of body shape or weight* (Eine Störung liegt nicht vor, wenn eine Anorexia nervosa oder Bulimia nervosa diagnostiziert ist, oder eine andere mit dem Gewicht oder den Körpermaßen assoziierte Störung vorliegt.)
- *disturbance not better explained by another medical condition or mental disorder, or when occurring concurrently with another condition, the disturbance exceeds what is normally caused by that condition* (Eine Störung liegt nur dann vor, wenn andere organische oder psychische Störungen, die von gestörtem Essverhalten begleitet werden können, ausgeschlossen sind.) (Übersetzung der Autorin)

Verstärkung durch Interaktion

Liegt ein gestörtes Essverhalten vor, kommt der zweite Aspekt zum Tragen: die Interaktion. Eine nicht optimale bzw. unangemessene Interaktion zwischen Eltern und Kind kann insbesondere in der Anfangsphase der Störung aufrechterhaltend und sogar verstärkend auf das gestörte Essverhalten wirken. Lernen ist stark emotional geprägt und so beeinflusst der Umgang der Bezugspersonen mit dem Problem im Sinne einer Rückmeldung für das Kind das Verhalten des Kindes maßgeblich. Es ist also auch eine Frage des elterlichen Umgangs mit dem problematischen Essverhalten des Kindes, inwiefern sich die Störung manifestiert und weiterentwickelt.

Hierzu ein Beispiel aus der Praxis:

Beispiel

S. war 11 Jahre alt und kam zusammen mit ihrer 15-jährigen Schwester wegen ihrer orofazialen Störungen zur Therapie. Körperlich würde ich S. damals als zu proper bezeichnen. Ein Kind, das sich eindeutig mehr bewegen sollte. Ihre Schwester A. war deutlich adipös. Die Mutter, die beide Mädchen stets begleitete, war eine kleine, zierliche Frau.

An entsprechender Stelle im Therapieverlauf (ich hatte damals hauptsächlich das zu viele Essen der großen Schwester im Blick) stellte sich heraus, dass S. folgenden stark reduzierten Speiseplan hatte: Toast mit Salami, Pizza mit Salami und Süßigkeiten aller Art. Als ich während einer Therapiestunde eine frisch geschälte Karotte aus der Küche holte und diese auf einem Holzbrett liegend in der Tischmitte platzierte, passierte folgendes: S. änderte ihre Sitzhaltung, die steigende körperliche Anspannung war ihr anzusehen, ihre Augen weiteten sich, sie bekam einen starren Blick und ihre Atmung wurde hörbar und beschleunigte sich. Das war nach meinem Ermessen der Beginn einer Panikattacke. Ich stellte fest, dass sie die Karotte sicherlich nicht anfassen würde, worauf sie langsam und deutlich den Kopf schüttelte, ohne den Blick von der Karotte zu nehmen. Erst nachdem ich die Karotte in die Küche zurückgebracht hatte, konnte sie wieder ruhig atmen und ihre Anspannung wich. Im daran anschließenden kurzen Gespräch beklagte sich die Mutter, dass sie jeden Tag drei unterschiedliche Gerichte zum Abendessen kochen müsse. Einige Jahre später sah ich S. (sie war inzwischen ca. 17 Jahre alt) in einem Supermarkt. Sie war stark adipös geworden.

An diesem Beispiel kann man sehen, dass der von der Mutter beklagte Zwang, dass sie stets mehrere unterschiedliche Gerichte zum Abendessen kochen müsse, das tägliche Leben stark beeinflusst. Ein solches Ernährungsproblem kann die gesamte Familie über Jahre beherrschen.

Besonders Eltern sind da nicht frei von ‚notgedrungenem' Verhalten. Denn damit das eigene Kind überhaupt etwas isst, sind Eltern bereit, viele – von außen betrachtet – mitunter absurde Dinge zu unternehmen und zu akzeptieren. Das harmloseste ist da vielleicht noch, dass z. B. immer dasselbe Spielzeug bei Tisch anwesend zu sein hat, ohne das nicht gegessen werden kann. Die Bereitschaft der Eltern, dem Kind nachzugeben, ist groß – Hauptsache: das Kind isst. Auf diese Weise wird dem Konflikt mit dem Kind ausgewichen (zu Beginn durchaus noch um des ‚lieben Friedens willen'); doch so entsteht lediglich der Anschein, dass das Problem eine Lösung gefunden hat. Denn das tolerierende Verhalten der Eltern kann durchaus der Beginn einer Eskalation sein. Es kann z. B. erst die Anwesenheit des einen Spielzeugs sein, dann muss der Vater immer an derselben Stelle bei Tisch sitzen, dann muss ein bestimmtes TV-Programm während des Essens laufen, dann dürfen die anderen Familienmitglieder auch nur von gelben Tellern essen oder das Kind verlässt sofort unter Protest und Gewürge den Tisch, wenn jemand anderes es wagt, Käse zu essen.

Es kann auch vorkommen, dass die Betroffenen (sowohl das Kind selbst als auch die gesamte Familie) aus dem problematischen Verhalten zusätzlich sogar einen sekundären Krankheitsgewinn ziehen, den zu erkennen und loszulassen allein schwer möglich ist. Denn das eigene Leiden ist für andere irgendwann sichtbar und erzeugt so besondere Beachtung. Es entsteht Mitleid, es wird Rücksicht genommen, es wird Hilfe angeboten (die i. d. R. abgelehnt wird): man is(s)t etwas Besonderes. Diese positiven Verstärker überlagern die negativen Aspekte des Problems und machen es umso schwerer, das Thema anzugehen.

Die Ablehnung auf die Empathie, die das soziale weitere Umfeld z. B. durch die betroffene Familie erfährt, kann ebenfalls belastend wirken und so die Dynamik ausweiten. Hierzu ein weiteres Bespiel:

Beispiel

E. ist 9 Jahre alt, als sie zu einer Geburtstagsfeier bei einer Freundin eingeladen ist. Die Familien feiern zusammen mit den Kindern, Eltern und Großeltern. Es ist später Sommer, es wird gegrillt und es gibt den obligatorischen Geburtstagskuchen. E. wird gefragt, ob sie auch ein Stück Kuchen möchte. Sie verneint dies missmutig. Wobei E. eigentlich immer etwas grimmig und eher schlechtgelaunt wirkt. Die Mutter des Geburtstagskindes ist als Gastgeberin um ihre Gäste bemüht und bringt E. dennoch ein Stück Kuchen, mit dem Hinweis, dass das Stück besonders klein sei und ohne Sahne.

E. sitzt inzwischen auf dem Schoß ihres Vaters und stochert eher unmotiviert im Kuchen herum. Die gastgebende Mutter versucht sehr freundlich, E. zu ermuntern, den Kuchen doch wenigstens zu probieren. Der Vater von E. umarmt seine Tochter schützend von hinten und unterbricht die Situation, indem er recht bestimmt darum bittet, seine Tochter in Ruhe zu lassen. Die am Tisch sitzenden Personen schweigen betroffen. E. stochert weiter im Kuchen herum. Der Vater sieht in dieser Situation übrigens keine Veranlassung, E. darauf hinzuweisen, dass sie nicht im Kuchen stochern sollte, wenn sie ihn nicht essen möchte. Kurz darauf verlässt E. weinend den Tisch. Der Vater geht ebenfalls, um das Kind zu trösten.
Die inzwischen erwachsene E. zeigt, seit sie ein Kleinkind ist, stark auffälliges Essverhalten, dass sich hauptsächlich in einer Totalverweigerung dem Essen und Trinken gegenüber äußert. Obwohl sie gerne Süßigkeiten isst, ist sie seit jeher untergewichtig. Die Gelenke der Arme und Beine sind z. B. die Teile mit dem größten Umfang an den Gliedmaßen. Auch ihre Eltern sind sehr schlank, und beide achten auf ihre Figur.
Die jugendliche E. wünschte sich als Teenager ein professionelles Fotoshooting, weil sie gerne Model werden wollte. Diesen Wunsch haben ihr die Eltern erfüllt.
In Gesprächen signalisieren die Eltern von E. zwar immer, dass ihnen sehr wohl bewusst ist, dass ihre Tochter eindeutig unterernährt ist, dennoch verstärken sie u.a. sowohl mit ihrem ‚schützenden' Verhalten wie auch mit ihrem eigenen Schönheitsideal das Verhalten ihrer Tochter. Die Eltern leiden unter dieser Situation, scheuen sich aber, ihren Anteil an der Dynamik anzuerkennen und zu verändern.

Wenn eine Störung sich so stark manifestiert hat wie hier bei E. und S. angeführt, dann bedarf es einer sorgfältigen Arbeit auf allen betroffenen Ebenen. Hier ist aus logopädischer Sicht die interdisziplinäre Zusammenarbeit mit Psychologen sicherlich erforderlich und ein optimaler Weg für die Behandlung, wobei der psychologischen Intervention der Vorrang zu geben ist.

Für die Therapie einer orofazialen Störung stellt ein gestörtes Essverhalten des Patienten also durchaus eine Herausforderung dar, wenn z. B. nichts Cremiges oder ausschließlich sehr weiche Kost vom Patienten gegessen wird.

Diesem Umstand sollte man Rechnung tragen, indem man den Speiseplan des Patienten an sich akzeptiert. Denn bei M.U.N.D.T® geht es darum, dass das, was vom Patienten gegessen und getrunken wird, korrekt zu sich genommen wird. Das ist der therapeutische Auftrag und der individuelle Speiseplan des Patienten ist der Rahmen, in dem therapiert wird, auch wenn dieser unzureichende Speiseplan ernährungsphysiologisch und verhaltenstechnisch eher problematisch ist. Das entspricht demselben Vorgehen wie bei Patienten mit Unverträglichkeiten bestimmten Nahrungsmitteln gegenüber. Denn auch da bleibt nichts anderes übrig, als den Zustand zu akzeptieren.

Dennoch kann ein eingeschränkter Speiseplan des Patienten den Therapieerfolg durchaus limitieren, da die Therapie mit M.U.N.D.T® das Thema Essen im Fokus hat. Ein Thema, das angesprochen werden muss und bei den betroffenen Patienten die Therapieadhärenz durchaus negativ beeinflussen kann.

Nur wenn im Verlauf der logopädischen Therapie ausdrücklich der Bedarf zur weiteren Behandlung des Ernährungsproblems angemeldet wird, kann der therapeutische Fokus darauf erweitert werden.

Die therapeutische Arbeit mit betroffenen Patienten sollte hierbei auf zwei Säulen fußen:

1. Beratung und Unterstützung der Bezugspersonen
   und
2. Training zur Verhaltensänderung mithilfe der Exposition (einem Element aus der Angsttherapie)

In der Beratungssituation gibt es wichtige Aspekte, die neben der Erfassung des Umfangs der Störung Beachtung finden müssen.

Die Bezugspersonen – i. d. R. die Eltern – leiden unter der Situation. Gefühle wie Schuld, Versagen, Hoffnungslosigkeit, Verzweiflung und auch Wut stehen im Raum, die ausgesprochen und denen zugleich begegnet werden muss.

Aufklärung über Zusammenhänge und Dynamik der Situation ist ein ebenso wichtiger Bestandteil der Beratungsarbeit. Auch sollte eine Betrachtung der elterlichen wie auch der familiären Essenssituation stattfinden. Die eigene Essbiografie zu betrachten, kann in diesem Zusammenhang zum Erkennen der Dynamik hilfreich sein. Eltern sollten in die Lage versetzt werden, ihre Kompetenz und Verantwortung als Eltern (wieder-)zuerlangen, die ihnen die Sicherheit gibt, ihren Kindern einen verbindlichen Rahmen zu geben, in dem sie sich gut entwickeln können.

Beim Arbeiten an der Verhaltensänderung des Patienten steht eine systematische Desensibilisierung im Vordergrund. Der Patient wird z. B. stufenweise – also immer stärker – einem Lebensmittel ausgesetzt. Dabei kann der Einsatz von Elementen aus der sensorischen Integration (SI) zielführend sein. Hierbei geht es aber nicht unbedingt um eine reine Konfrontation mit neuen Lebensmitteln, sondern darum, beim Betroffenen eine Bereitschaft für das Neue herzustellen, ohne dass die Angst das Handeln regiert.

2 Praxis

2.1 Die vier Therapiebausteine

Aus den im theoretischen Teil angeführten Überlegungen resultieren für die Durchführung einer Therapie mit M.U.N.D.T® vier gleichwertige Bausteine:

Wichtig

Vier Therapiebausteine
1. Zungenruhelage
2. Schluckmuster
3. Abbau von Habits
4. Transfer in den Alltag

2.1.1 Baustein 1: Zungenruhelage

Die physiologische Zungenruhelage (ZRL, ▶ Abb. 2.1) ist die Basis für ein korrekt ausgeführtes Schluckmuster. Um diese einzunehmen, legt sich die Zunge mit der ‚rauen' Oberseite mit mindestens der Hälfte an den harten Gaumen oben an. Für manche Patienten ist die subjektive Einschätzung, dass die gesamte Zunge oben am Gaumen angelegt wird, besser umzusetzen.

Der vordere Teil der Zunge – die Zungenspitze – liegt dabei flächig am vorderen Gaumen (vordere Rugae) und Zahnfleisch (ausgehend von der Papilla incisiva) an und berührt die Schneidezähne gerade so nicht.

Der Rest des Zungenkörpers legt sich am harten Gaumen an. Die Zahnreihen sind aufgrund der zwischen Zungenkörper und Gaumen entstandenen Adhäsion leicht geöffnet, sodass der Unterkiefer in Ruheschwebe ist und die Mm. masseter inaktiv sind. Die Lippen sind locker geschlossen. Das Kinn bleibt glatt, der M. mentalis ist nicht aktiv.

Es ist unbedingt darauf zu achten, dass der Zungenmittelteil dabei auf keinen Fall durchhängt, sondern sehr leicht angesaugt ist (den Gaumen auskleidet) und die Zungenspitze darf nicht vom Bereich der Papilla incisiva weg in das Gaumendach ‚hochrutschen' oder sich gar oben im harten Gaumen retroflex ‚aufrollen'! Rutscht die Zungenspitze auch nur in die erste ‚Gaumenstufe' hinter den Rugae, dann wird sie auch dort eine Lagerungshaltung mit einem Vorschub und einem abgesenkten Zungenmittelteil entwickeln, anstatt flächig am Gaumen anzuliegen. Zudem kann eine solche Position die Ruheschwebe der Zahnreihen zueinander nicht gewährleisten.

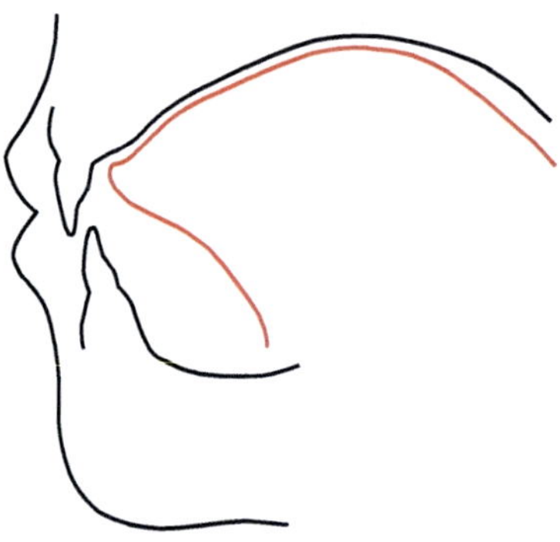

Abb. 2.1 Physiologische Zungenruhelage [L143]

Da es um die Ruheposition der Zunge geht, werden hier keine additiven bzw. ablenkend wirkenden Übungen gemacht, z.B. das

Sprechen mit der Zungenspitze an der Papilla incisiva. Auch werden weder in der Therapie noch zu Hause Spiele gespielt, da wegen der Nachbarschaft der motorischen Hirnregionen zueinander die Aktivität der Finger (und insbesondere des Daumens) einen Anreiz zur Bewegung der Zunge geben. Ein solches ‚Störfeuer' sollte für das Etablieren einer neuen Ruhelage (auf jeden Fall in der Anfangsphase) klar vermieden werden.

Bei einigen anderen Therapieansätzen steht die Haltedauer der ZRL gerne im Fokus, jedoch ist der Frequenz mindestens ebenso viel Bedeutung beizumessen. Denn der Alltag besteht fortwährend aus Anlässen, zu denen die ZRL verlassen wird, sodass in den kurzen Phasen zwischen solchen Ereignissen die ZRL stets von Neuem eingenommen werden muss. Sie ist somit sowohl Ausgangs- als auch Abschlussposition für jede Zungenbewegung im Mund.

Zur Steigerung der Häufigkeit des Einnehmens der ZRL kann man eine einfache und wirkungsvolle Hilfestellung geben: Fast alle Teenager haben ein Smartphone und kommunizieren über Messengerdienste. Immer, wenn sich also das Handy wegen einer eingehenden Nachricht durch Tonsignal oder Vibration bemerkbar macht, soll zuerst die ZRL überprüft bzw. korrekt eingenommen und im Anschluss daran auf das Gerät geschaut werden. So wird der Patient sehr häufig auf die Einnahme der ZRL hingewiesen.

Bei M.U.N.D.T® wird auch kein Fokus auf die ZRL während der Nacht gelegt. Es wird davon ausgegangen, dass sich die korrekte Zungenstellung tagsüber – analog wie bei der im Abschnitt zur Artikulation bereits beschriebenen Wirkung auf Sigmatismen – auch positiv auf die Zungenstellung in der Nacht auswirkt.

2.1.2 Baustein 2: Schluckmuster

Der Schluckakt ist ein komplexer Vorgang der Hirnverarbeitung und -steuerung und ist als ‚Gesamtpaket' wie alle anderen Handlungsroutinen in entsprechenden Hirnregionen des Zerebellums gespeichert.

Dabei ist für einen erfolgreichen Umlernprozess nicht nur die Frage der Triggerung des Schluckreflexes an sich maßgeblich, sondern ebenso die zum Schluckakt gehörenden und wie ein ‚Paket' abgespeicherten funktionalen Prozesse davor und danach.

Also müssen wir uns mit diesem ‚Gesamtpaket' und allen seinen Elementen gleichermaßen befassen. Denn eine automatisierte Bewegung (wozu auch das Schlucken gehört) wird im Gehirn immer komplett mit allen Informationen abgespeichert und abgerufen.

Das Schlucken beschreibt den Vorgang der Nahrungsaufnahme in den Mund hinein, die Zerkleinerung und Vorbereitungen im Mund und den Weitertransport in Speiseröhre und Magen. Am Schluckvorgang sind die anatomischen Strukturen des Mundes inklusive der Zunge, des Rachens und Kehlkopfes, der Speiseröhre und des Magens beteiligt.

Koordiniert wird das Zusammenwirken der beteiligten 26 Muskelpaare durch das Schluckzentrum im Hirnstamm und durch höhere suprabulbäre und kortikale Zentren.

Der Schluckakt ist ein Vorgang, der zum einen willkürlich und zum anderen – nach der Triggerung der Reflexauslösung – reflektorisch abläuft. Er erfolgt 580- bis 2000-mal pro Tag (Bigenzahn 1995, S. 24) und orientiert sich immer wieder neu an Umfang, Temperatur, Konsistenz und Geschmack des Schluckgutes. Nach Dodd, Cook

2

Tab. 2.1 Unterscheidung adulte vs. viszerale Schlucken

	Somates Schlucken	Viszerales Schlucken
Präorale Phase	• korrekte ZRL • Vorbereitung auf das Zuführen von Flüssigkeit oder Essen unterschiedlicher Konsistenzen mit entsprechender Voreinstellung von Zunge (Verlassen der ZRL), Zahnreihenabstand und Lippen	• Habits anstatt ZRL wie Fingernägelkauen, Lippenlecken, -pressen, schmatzende Bewegungen • Lippen öffnen sich und die Zunge kommt dem Essen wie eine Art Rampe entgegen • beim Trinken wird die Zunge an den Becherrand geschoben, die Unterlippe ist schlapp, der Mund ist zu weit geöffnet
Orale Phase	• kauen mit geschlossenen Lippen ohne Habits, Schluckgut liegt auf hinterem ⅓ des Zungenrückens • Zungenspitze hebt sich (i. d. R.) an Papilla incisiva • Molare schließen (dieser Punkt ist mit dem direkt darüberliegenden austauschbar!), leichtes Ansaugen des Zungenrückens • Schluckreflex triggern	• kauen mit offenen Lippen (Schmatzen) • Einziehen der Unterlippe beim Kauen • starkes Lippenpressen beim Sammeln von Speichel und damit Zungenvorschub, kauen mit geringem Kieferöffnungswinkel (KÖW) • Schlucktriggerung durch Vorschub der Zunge
Pharyngeale und ösophageale Phase	• Bolus gelangt über die Epiglottis hinweg durch den oberen Ösophagussphinkter in die Speiseröhre	• kein Unterschied zum somaten Schlucken, da dies bereits der reflektorische Teil des Schluckens ist
Postdeglutitive Phase	• Peristaltik der Speiseröhre befördert den Bolus durch den Magenpförtner in den Magen • Rückkehr zur ZRL	Lippen lecken, Lippen wischen, Lippen pressen, bevor die pathologische Ruheposition der Zunge eingenommen wird oder weitere Habits abgerufen werden

et al. (1989) umfasst ein durchschnittlicher Schluck ein Volumen von 8ml. Die Therapie des Schluckmusters mit M.U.N.D.T® konzentriert sich hauptsächlich auf die Abläufe im willkürlichen Teil.

Der **Schluckablauf** wird klassischerweise in vier Phasen unterteilt:

1. präorale Phase
2. orale Phase
3. pharyngeale und ösophageale Phase
4. postdeglutitive Phase

Das adulte Schlucken unterscheidet sich vom viszeralen Schlucken wie folgt (▶ Tab. 2.1). Man kann den Schluckablauf aber auch anders betrachten.

Denn nimmt man den einleitenden Satz von Garliner „*The name of the game is Occlusion*!“ (Garliner 1989, S.3) als Grundlage dieser anderen Sichtweise, dann ist Schlucken eine Abfolge aneinandergereihter bzw. in sich greifender Verschluss- und Öffnungsvorgänge, die den Bolus in den Magen transportieren.

Dabei bewirkt das Prinzip des Verschlusses nicht nur den Transport des Bolus in die richtige Richtung, sondern triggert den Schluckreflex und verhindert ebenfalls, dass das Schluckgut ‚falsch' geleitet wird.

Während des Schluckakts ‚wandert' der Ort des Verschlusses so von vorne (Lippen) nach hinten über den Rachenconstrictor und den Larynx (Anhebung mit Epiglottisabsenkung) bis nach unten (unterer Ösophagussphinkter).

Dabei lösen sich die nicht mehr benötigten Verschlussorte wieder; meist, wenn der nachfolgende aktiv wird bzw. spätestens, wenn er als Schutz nicht mehr benötigt wird.

Die Verschlussorte sind:

- **Lippen:**
  Sind sie verschlossen, tritt nichts aus der Mundhöhle aus.
- **ZRL:**
  Die Zunge dichtet so die Mundhöhle gegen den Mundvorhof ab.
- **Molaren:**
  Durch das Aufeinanderbeißen der Molaren wird die Mundhöhle verkleinert und das Schluckgut liegt an der richtigen Stelle auf dem Zungenrücken, bereit für die Schlucktriggerung.
- **Zungenrücken:**
  Anhebung und wellenartige Bewegung am Palatum entlang, dies verengt die Mundhöhle weiter und befördert den Bolus über die Gaumenbögen hinweg.
- **velopharyngealer Verschluss:**
  Verschluss durch das Gaumensegel zur Abdichtung des Nasopharynx gegen den Oropharynx zusammen mit der Hervorstülpung des Passavantschen Wulsts (M. constrictor pharyngis) zur gleichzeitigen Verengung des Oropharynx.
- **Epiglottis:**
  Verschluss des Larynx zur Vermeidung einer Penetration bzw. Aspiration.
- **Ösophagus:**
  Peristaltik zum Transport in den Magen.

So wie die Peristaltik im Ösophagus ein Wechsel von Öffnen und Schließen ist, gibt es die für das Schlucken ebenso wichtigen Öffnungen, ohne die der Bolus ebenfalls nicht in den Magen gelangen könnte. Die unterste Öffnung ist die des unteren Ösophagussphinkters – des Magenpförtners. Darüber findet die Peristaltik statt, die ein rhythmisches Öffnen des ansonsten verschlossenen Ösophagus ist. Das obere Ende der Speiseröhre bildet der obere Ösophagussphinkter, der durch das Zusammenwirken aus Anhebung des Os hyoideum und Larynxelevation aufgedehnt wird. In der Mundhöhle wird der Bolus für das Schlucken durch Kauen vorbereitet. Wobei das Kauen ebenfalls ein Wechsel von Öffnung und Verschluss ist. Um Nahrung in den Mund aufnehmen zu können müssen die Mundhöhle geweitet und die Lippen geöffnet werden.

Es ist also nicht nur eine Frage des Verschlusses, sondern das Schlucken hängt vielmehr vom korrekten Zusammenspiel von Öffnung und Verschluss ab.

Da es bei der Therapie mit M.U.N.D.T® um das Umlernen von Bewegungsmustern geht und für den Bereich des Schluckens das Gesamtpaket des Prozesses ebenfalls Beachtung finden muss, ergibt es sich, dass auch das Kauen und Trinken (Wie gelangt die Flüssigkeit in den Mund?) an sich therapeutische Relevanz haben. Denn sowohl bei der Aufnahme von Flüssigkeiten als auch beim Zerkleinern von Nahrung gibt es Fehlerquellen, die abgebaut und umgelernt werden müssen.

2

Kauen

Das Kauen ist das abwechselnde Öffnen und Schließen der Kieferreihen (Senken und Heben der Mandibula) und dient der Zerkleinerung fester Nahrungsbestandteile im Mund. Die dabei beteiligten Muskeln sind der M. temporalis, die Mm. masseter sowie der laterale und mediale Anteil des M. pterygiodeus. Während des Kauvorgangs schließt sich der M. orbicularis oris. Die Mm. buccinator bilden einen Hauptteil der Wangen, dienen aber mit ihren mit dem M. orbicularis oris verbundenen Fasern hauptsächlich der mimischen Aktivität. Intraoral bilden die intrinsischen Muskeln den Zungenkorpus und zusammen mit der extrinsischen Muskulatur der Zunge wird diese bewegt.

So bewegt sich die Zunge beim Kauen gleichzeitig zum Öffnen und Schließen der Kieferreihen wellenartig auf und ab; sie schiebt sich beim Kauen jedoch nicht zwischen die Zahnreihen. Durch zeitgleiches Einspeicheln entsteht so der sog. Speisebrei, der durch die Enzyme, die im Speichel enthalten sind, bereits eine gewisse Vorverdauung erhält. Durch das richtige Kauen mit genügend großer Auslenkung des Unterkiefers wandert dieser Speisebrei dann in der Cava oris weit genug in Richtung Zungengrund, um dann von dort durch die Schlucktriggerung abgeschluckt werden zu können. Das gelingt deshalb so, weil der Wechsel zwischen Öffnen und Schließen zu einer Art vertikaler Rotation des Kauguts in der Cava oris führt, wobei die kleinsten Teile am weitesten nach hinten ‚wandern'. Der Mund wird während des Kauvorgangs sukzessive entleert, sodass es bei der Nahrungsaufnahme zu einem schnellen Wechsel von Kauen und Schlucken kommt.

Kaut der Patient nur mit geringer Auslenkung (der Patient ‚mümmelt'), dann:

- wird die Nahrung nicht ausreichend zerkleinert und es entsteht kein homogener Speisebrei
- können die im Speichel enthaltenen Enzyme ihre Verdauungsleistung nicht erfüllen
- wandert das Kaugut nicht weit genug nach hinten in der Cava oris, sondern verbleibt weiter vorne in der Mundhöhle, wo es nicht abgeschluckt werden kann

Kaut der Patient mit geöffneten Lippen, dann riskiert er, dass das Kaugut aus dem Mund herausfällt oder beim Gegenüber ein gewisser Ekel erzeugt wird, da die zerkleinerte Nahrung sichtbar ist.

Kaut der Patient fast gar nicht, dann bezeichnet man dies als Schlingen. Gelegentlich entleeren die schlingenden Personen den Mund auch auf einen einzigen Schluck. Das hat zur Folge, dass die Nahrung zu wenig zerkleinert ist und so durch eine ausbleibende Vorverdauung in der Mundhöhle die weitere Verdauung im Magendarmtrakt auch nicht gut ablaufen kann.

Trinken

Beim Trinken wird Flüssigkeit in den Mund aufgenommen und ohne weitere Zerkleinerung geschluckt. Das kann ‚schlückchenweise' oder in großen Schlucken ohne Absetzen des Gefäßes von den Lippen geschehen.

Hierbei ist (abhängig v. a. von Menge und Temperatur) die Form der Lippen und der Grad der Kieferöffnung unterschiedlich, aber nicht beliebig. In der Therapie sieht man oft Patienten, die beim Trinken aus dem Glas den Glasrand bis an die Mundwinkel heranführen und die Unterlippe dabei ohne Spannung unter dem Glasrand hängt. Dazu sind die Kieferreihen zu weit geöffnet.

Korrekt wäre es, die Lippen zu einem dezenten ‚o' zu formen und das Trinkgefäß bewusst an der dadurch gespannten Unterlippe anzusetzen. So bleiben sowohl die

Mundwinkel als auch die Unterlippe trocken und es entsteht auch kein ‚Milchbart' mehr an den Außenrändern der Oberlippe.

Es kommt auch vor, dass die Zungenspitze beim Trinken an den Gefäßrand geführt wird, was aber nicht korrekt ist.

Nimmt man z. B. bei Durst größere Mengen Flüssigkeit in kurzer Zeit zu sich, dann setzt man beim Trinken das Trinkgefäß zwischen den einzelnen Schlucken i. d. R. nicht ab, sondern lässt es am Lippenrand, um schnell trinken zu können.

Dabei gibt es drei Möglichkeiten, die Zunge bzw. Zungenspitze zu positionieren:

1. Während der Flüssigkeitsaufnahme senkt sich die Zungenspitze ab und zum Schlucken legt sie sich wieder an die Rugae an. So ergibt sich ein Wechsel von Senken und Heben.
2. Die Zungenspitze verbleibt an den Rugae und die Flüssigkeit gelangt lateral in die Mundhöhle. Zum Schlucken wird dann lediglich der Zungenrücken kurz angehoben.
3. Die Zungenspitze verlagert sich für die Aufnahme von Flüssigkeit in den Mundboden und verbleibt auch beim Schlucken dort unten am Alveolardamm. Geschluckt wird mit dem Zungengrund.

Alle drei Varianten sind aus therapeutischer Sicht richtig, da bei keiner die Zähne von der Zunge berührt werden. Die Praxis zeigt, dass die Patienten eine dieser Varianten bereits beherrschen, ohne diese extra gelernt zu haben. Dennoch sollte das Trinken von großen Mengen in der Therapie Beachtung finden.

2.1.3 Baustein 3: Habits

Wie bereits einleitend angeführt, handelt es sich bei einer orofazialen Dysfunktion nach meiner These nicht um ein auf Muskelschwäche basierendes, persistierendes frühkindliches Schluckmuster, sondern um ein Bewegungsmuster, das durch ein neues Schema ersetzt werden kann.

Das Gehirn ist einerseits sehr plastisch und kann sich ändernden Gegebenheiten anpassen. Hat ein Mensch z. B. schmerzende kariöse Zähne auf seiner linken Kauseite, dann gibt das Gehirn Signale, ausschließlich auf der schmerzfreien rechten Seite zu kauen. Oder ist die Zunge durch Traumata in ihrer Bewegung eingeschränkt, muss der funktionierende Rest der Zunge dies eben kompensieren.

Das Gehirn ist aber auch ökonomisch organisiert, es ändert das, was es einmal beherrscht, nicht ohne Weiteres. Das bedeutet also: Bei der Therapie einer orofazialen Störung wird dem Gehirn ohne ersichtliche Notwendigkeit ein neues Bewegungsmuster aufgezwungen.

Für einen gut verlaufenden Umlernprozess ist es daher wichtig, dass zwischen dem alten und neuen Bewegungsschema ein möglichst großer Kontrast besteht, damit es vom alten Muster gut differenziert und auch als etwas Neues erkannt werden kann. Dabei ist es wichtig, dass jede bereits bestehende zusätzliche und überflüssige Bewegung von Lippen und Zunge abtrainiert wird. Denn bleiben solche Habits erhalten, bestehen zwischen dem alten und dem neuen Schluckmuster eindeutige Übereinstimmungen, der Kontrast zwischen ‚alt' und ‚neu' verschwimmt.

2

> **Wichtig**
>
> **Habit**
> In der **Nomenklatur der Kieferorthopädie** gilt ein falsches Schluckmuster ebenso als Habit wie andere Fehlfunktionen, die sich negativ auf die Zahnstellung auswirken. In der **Logopädie** beschreibt man mit dem Begriff ‚Habit' jedoch v.a. Angewohnheiten, die das Schlucken und die ZRL betreffen und zusätzlich oder stattdessen stattfinden.

Wir kennen Begriffe wie Lutsch-, Kau- und Saughabits oder auch Lippendyskinesien. Bekannte Habits sind z.B. das Daumenlutschen, das Kauen an den Fingernägeln, das Lecken mit der Zunge oder auch das Pressen der Lippen.

Zur besseren Strukturierung der Habits kann man diese sehr unterschiedlichen Habitformen aber auch in zwei Gruppen einteilen:

1. **inhibierende Habits:** Sie treten statt der Einnahme der ZRL auf; die bekanntesten sind Fingernägelkauen und Daumenlutschen.
2. **den Schluckablauf begleitende Habits:** Sie betreffen keine direkte Funktion des Schluckens und fallen optisch mitunter nicht sofort ins Auge.

Die das Schlucken begleitenden Habits sind weniger offensichtlich und unbekannter, dafür aber sehr variantenreich. Sie finden in allen Schluckphasen statt und haben eine das alte Schluckmuster manifestierende Funktion. Bekannte Habits dieser Kategorie sind das Lippenpressen und -lecken.

Beobachtungen aus der Praxis zeigen, dass es so gut wie keinen Patienten gibt, der nicht wenigstens ein Habit aufweist.

Jedoch ist das Vorliegen von Habits an sich keine Therapieindikation, da sie nur dann im logopädischen Kontext relevant werden, wenn sie im Rahmen der Behandlung einer orofazialen Störung als Bestandteil des ‚alten' Musters zum Tragen kommen.

Habits müssen wegen ihrer aufrechterhaltenden Wirkung im Rahmen der Therapie einer orofazialen Störung unbedingt abgebaut werden.

Manche Habits können jedoch auch ein Zeichen für eine tiefer wurzelnde Problematik sein, die die logopädische Kompetenz klar überschreiten.

> **Beispiel**
>
> Das nachfolgende Beispiel aus der Praxis soll stellvertretend für unsere therapeutischen Grenzen und Kompetenzen stehen:
> Ein 17-jähriger Patient stellt sich zusammen mit seiner Mutter in der Praxis vor. Der Kieferorthopäde ist wegen eines seitlich offenen Bisses auf der linken Kieferseite, der konservativ nicht zu schließen ist, ratlos. Im Gesprächsverlauf verrät die Mutter, dass der Patient noch immer und regelmäßig am Daumen lutscht, den er zu diesem Zweck seitlich zwischen die Zahnreihen steckt.
> Bei diesem Patienten konnte keine logopädische Therapie begonnen werden, denn dieses Habit wurde von mir als Kontraindikation eingestuft. Mit dem Patienten wurde darüber gesprochen, dass erst dann erfolgreich an seiner Zahnstellung gearbeitet werden kann (auch seitens des Kieferorthopäden), wenn er das Lutschen nicht mehr braucht. Ein solches Habit ist in dieser Altersgruppe nicht mehr angemessen und vermutlich Ausdruck einer Problematik, die logopädisch nicht abzuschätzen ist und deshalb evtl. einer anderen Interventionsart bedarf.

Im therapeutischen Ablauf werden die bei Patienten beobachteten Habits immer dann benannt, wenn sie in der Therapiesituation auftreten (mitunter auch schon ab der ersten Therapieeinheit). Allerdings aber erst, wenn der Patient die aktuellen Übungsinhalte bereits gut erfasst hat. Ein Prinzip des motorischen Lernens ist, dass eine Bewegung erst einmal als ‚grober Rahmen' (Rahmenkoordination) erfasst wurde. Erst danach erfolgt die Feinabstimmung des neu erlernten Bewegungsmusters und dazu gehört dann auch der Abbau eines Habits.

Das Abtrainieren von Habits erfolgt dann in der Therapie über die Schritte:

- Benennen
- Erkennen
- Inhibieren

Denn nur das, was man erkennt, kann man ändern:

- Erst weiß man nicht, was man da macht – man ist unbewusst inkompetent.
- Dann erkennt man das Defizit – man ist bewusst inkompetent.
- Daraufhin ändert man sein Verhalten – man wird bewusst kompetent.
- Zuletzt benötigt man dafür keinen Fokus mehr – man ist unbewusst kompetent.

Manchmal ist das eigene Erkennen durch den Patienten aber nicht so leicht. Sätze wie: „Das mache ich aber doch gar nicht soooo oft.", oder „Das mache ich aber nicht mit Absicht.", oder auch „Ich habe doch nur geleckt, weil ..." werden erklärend oder entschuldigend vorgebracht.

Um hier die Eigenwahrnehmung des Patienten zu verbessern, hilft manchmal – in besonders hartnäckigen Fällen – der Einsatz eines sog. Katzenklickers, der einigen vielleicht noch als Knackfrosch bekannt ist. Dieser Katzenklicker hat ein handliches Format und passt aufgrund der geringen Größe gut in jede Hosentasche. Das Knackgeräusch kann so ungesehen erzeugt werden.

Der Patient erhält die Hausaufgabe, dass ein Elternteil für einen vorab vereinbarten eng gefassten Zeitraum von ca. 12 bis max. 36 Stunden als Anzeigegerät für das zu erkennende Habit fungiert. Jedes Mal, wenn z. B. der Vater sieht, dass die Zunge die Unterlippe ableckt, ertönt ein Knacklaut. Es wird dabei nichts gesagt, um eine eskalierende Eltern-Kind-interaktion zu vermeiden. Jetzt könnte man denken, dass man den Katzenklicker durch ein vom Elternteil zu erzeugendes Geräusch (Fingerschnippen, Schnalzen, Klatschen, Klopfen) ersetzen könnte. Das Erzeugen dieser Geräusche ist aber eng mit der erzeugenden Person verknüpft und birgt auch so die Gefahr der Interaktion.

2.1.4 Baustein 4: Transfer in den Alltag

Das automatisierte, also routinierte Anwenden der neuen Bewegungsmuster *(Pattern)* Schlucken und ZRL im Alltag des Patienten ist das Ziel einer logopädischen Therapie. Dafür muss das neue Können in den Tagesablauf des Patienten übertragen und angewendet werden und dies geschieht bei M.U.N.D.T® nicht erst als letzter Schritt des therapeutischen Prozesses, sondern ist von Beginn an ein fester Therapiebestandteil – wie die Musik im Hintergrund. Aus dem regelmäßigen Üben wird schrittweise und nahezu beiläufig eine automatisierte Routine außerhalb der Therapiesituation.

Dies geschieht einerseits durch die schrittweise und moderate Steigerung der Therapieanforderungen bzgl. des Schluckens und der Zungenruhelage, wie auch durch eine klare und immer wiederkehrende Struktur des therapeutischen Ablaufs. Durch den immer gleichen Ablauf der Therapieeinheiten, ein klares Setting sowie die sich sukzessive steigernden Schluckmengen im Rahmen des häuslichen Übens gewöhnt sich der Patient fast unbemerkt daran, dass das korrekte Schluckmuster ein fester Bestandteil der Nahrungsaufnahme ist.

Die kontinuierliche Steigerung der Komplexität erfolgt im Therapieverlauf in kleinen, jeweils gut zu leistenden Teilschritten, sodass die nächste Anforderungsstufe vom Patienten stets als leistbar erachtet wird, ohne sie subjektiv als zu hoch zu empfinden.

Die Hausaufgaben sind hierbei sowohl im Hinblick auf die Struktur wie auch auf die Routine zentraler Bestandteil.

Eine Therapie ist erst dann erfolgreich abgeschlossen, wenn der Patient alles was er schluckt (Nahrung, Flüssigkeiten und Spucke) immer und zu jeder Gelegenheit unter Anwendung des adulten Schluckmusters zu sich nimmt und die Zungenruhelage dauerhaft physiologisch eingenommen wird.

Die Qualität der dabei erlangten Routine (Ist der Patient unbewusst kompetent geworden?) kann sowohl für die Zungenruhelage als auch für das Schluckmuster an zwei Parametern abgelesen werden:

- Wie fehlerfrei und v. a. zügig führt der Patient ZRL und Schluckmuster vor?
- Geschieht dies auch, wenn sich der Patient im Gespräch mit der Therapeutin unbeobachtet fühlt, weil der Fokus auf einem unspezifischen Gesprächsinhalt und nicht auf ZRL und Schluckmuster liegt? Dabei wird das Abschlucken von Spucke beobachtet und die ZRL des Patienten, während dieser zuhört.

Die schrittweise Anforderungssteigerung wird im Folgenden am Beispiel des Schluckens verdeutlicht.

Bereits in der ersten Therapieeinheit wird die korrekte Zungenruhelage erarbeitet und in der zweiten Therapieeinheit das adulte Schluckmuster mithilfe des Schluckens von Wasser angebahnt. Hier lernt der Patient durch das vollständige Abschlucken kleinster Mengen Wassers ausschließlich den korrekten Schluckablauf.

Nach einer Woche des häuslichen Übens mit Wasser wird zum Schlucken mit Joghurt übergegangen. Hier wird durch den **Doppelschluck** das orale Handling mit Schluckgut geübt. Denn auch bei normaler Nahrungsaufnahme wird das Schluckgut meist in mehreren Etappen geschluckt. Dazu muss man das Schluckgut im Mund portionsweise aufteilen. Das gelingt mit cremigen Konsistenzen wie Joghurt besonders gut.

Als nächstes kommt eine weitere Anforderung hinzu: das Kauen. Nahrung muss i. d. R. vor dem Schlucken durch Kauen zum sog. Speisebrei zerkleinert werden. Durch die Kaubewegung, die das Volumen der Mundhöhle variiert, wird das Schluckgut im Mund zerkleinert und bewegt und wandert so in Richtung Zungengrund. In diesem Therapieabschnitt wird besonders auf das Kauen mit leicht angespitzten Lippen geachtet, sodass die Unterlippe nicht eingezogen wird und somit trocken (ein häufiges Habit) bleibt. Hier wird das Wechselspiel von Kauen und Abschlucken mit dem **Mehrfachschluck** geübt.

Hiernach ist der Patient bereits in der Lage, Nahrung unterschiedlichster Konsistenzen und Mengen zu zerkleinern und regelgerecht zu schlucken. Ab diesem Therapiestadium wird das Schlucken zu Hause zu Zeiten der normalen Nahrungsaufnahme geübt. Das steigert sich schrittweise von 10 Bissen einer Mahlzeit bis hin zu allen Mahlzeiten des Tages.

Zur Strukturierung des Patienten wird ab der vierten Therapieeinheit, in der der Wechsel von Kauen und Schlucken erarbeitet wird, zu Hause ein Protokoll mit Selbsteinschätzung mittels eines Punktesystems erstellt. Die Punkteskala reicht von 0 bis 10, die in der Therapiestunde vorab gemeinsam kalibriert wird. Der Patient muss tabellarisch aufschreiben, wann er was gegessen hat und wie gut er die eigene Leistung einschätzt. Dies wird bis zum Verzehr von zwei Mahlzeiten zu Hause weitergeführt. Zum Ende der Therapie muss der Patient es schaffen, das neue Schluckmuster ohne die Strukturhilfe ‚Protokoll' anzuwenden.

2.2 Therapieverlauf

In diesem Abschnitt wird der logopädische Therapieverlauf bei einer orofazialen Dysfunktion von der Anamnese und Diagnostik bis hin zum Abschluss nach sechs Monaten durch die Kontrolluntersuchung schrittweise dargestellt. Hierbei werden die in ▶ Kap. 2.1 beschriebenen vier Therapiebausteine wie auch die methodisch relevanten Grundsätze praktisch umgesetzt. Denn zur optimalen Durchführung und Effizienz einer Therapie nach M.U.N.D.T® sollten sowohl alle inhaltlichen Aspekte wie auch eine spezifische Vorgehensweise beachtet werden.

2.3 Therapiegrundsätze

Um das erwünschte Ziel gemeinsam zu erreichen, muss das Vorgehen von Beginn an klar sein; das ist sowohl für die Therapeutin (Arbeitsökonomie) als auch für den Patienten (Transparenz dient einer guten Compliance) wichtig. Und weil M.U.N.D.T® in einer überschaubaren Anzahl von Therapieeinheiten erfolgreich beendet werden kann, ist es leicht, dies dem Patienten auch so zu erläutern.

Bei M.U.N.D.T® wird auf eine für den Patienten gut nachvollziehbare Struktur (Setting und Aufbau) der jeweiligen Therapieeinheiten ebenso Wert gelegt wie auf die Verwendung einer klaren und verständlichen Sprache durch die Therapeutin.

Das Einhalten dieser Grundsätze ermöglicht es der Therapeutin, präzise auf die individuellen Bedürfnisse und das aktuelle Leistungsvermögen des Patienten eingehen zu können, ohne dabei den ‚roten Faden zu verlieren'.

Durch das stereotype Arbeiten und Üben wird schon von Beginn an eine Gleichmäßigkeit in der Therapie wie auch im häuslichen Üben etabliert, die es dem Patienten auch nach Abschluss der Therapie ermöglicht, die hieraus resultierende (Schluck-)Routine weiterzuführen (▶ Kap. 2.3.1).

2.3.1 Klare Sprache

Für eine gute Kommunikation zwischen Patient und Therapeutin und eine optimale Vermittlung und somit auch Umsetzung der Therapieinhalte ist es wichtig, dass die während der Therapie verwendete Sprache leicht verständlich ist. Sie umfasst bis auf den neu einzuführenden Begriff der Zungenruhelage ausschließlich Begriffe aus dem Alltag des Patienten. Dabei werden zentrale Begriffe, die hochfrequent genutzt werden (Lippen, Zähne, Zunge), stets gleich benutzt und nicht abgewandelt. Der Begriff ‚Mund' ist für das gezielte Arbeiten z. B. zu indifferent, daher wird auf dessen Verwendung möglichst verzichtet. Es kommen weder ein elaborierter Fachjargon, noch eine verniedlichende kindliche Sprache zum Einsatz. Es wird also z. B. weder von Papilla, Rugae oder Alveolarrand gesprochen, noch liegt die Zunge im Nest oder am Schlafplatz.

In der Therapie wird zur Erläuterung und als Umsetzungshilfe viel mit einfachen (holzschnittartigen), bildhaften Vorstellungshilfen, Vergleichen und Kontrasten ge-

2

arbeitet. Beim Verwenden bildhafter Sprache wird jedoch stets darauf geachtet, dass der Patient das Bild umsetzen kann und so das Ziel auch erreicht. Eventuell falsch verständliche Bilder, z. B. das Schlucken mit einem Kipplaster zu vergleichen, werden nicht gebraucht. Denn dabei könnte man sich die Zunge fälschlicherweise als eine schiefe Ebene vorstellen, bei der nur die Zungenspitze oben am Gaumen ist. Ein besseres Beispiel wäre hingegen der Vergleich der Zunge mit einem Haushaltsgummi, wenn es um die Beschreibung der wellenartigen Schluckbewegung des Zungenrückens geht, während die Zungenspitze ja vorne unbeweglich an den Rugae zu sein hat.

Für die Zungenruhelage sind sämtliche Bilder, die auf das Zusammenrollen referieren, eher ungünstig, wie das, bei dem sich ein Tier zum Schlafen zusammenrollt, da sich die Zunge für die Zungenruhelage nicht rollt, sondern flach am harten Gaumen anlegt.

Zur Klarheit und Kontrastierung im Gebrauch der Sprache wird z. B. bei der Einnahme der Zungenruhelage die Zunge nicht etwa ‚gedrittelt', sondern subjektiv alles was Zunge ist an den Gaumen angelegt. Auch heben sich die Zungenränder nicht an, um das Schluckgut auf der Zunge zu halten, sondern ‚die Zunge hält das Wasser oben am Gaumen fest'.

So kann der Patient die Anforderungen leicht umsetzen, ohne sich mit dem Verständnis einer fremd genutzten und immer wieder variierenden Sprache auseinandersetzen zu müssen.

Die in der Therapie verwendete und dadurch bekannte Sprache findet sich auch in den Formulierungen der Hausaufgaben wieder, was die Gefahr des falschen Übens zu Hause zusätzlich reduziert.

2.3.2 Transparente Struktur

Ebenso klar wie die verwendete Sprache ist auch der stereotype Ablauf jeder Therapieeinheit von Anfang an transparent. Denn alle Übungseinheiten gestalten sich im Ablauf immer nach demselben Muster und beinhalten stets Aspekte aus allen vier Teilbereichen (Zungenruhelage, Schlucken, Abbau von Habits und Transfer). Wobei diese im Therapieverlauf unterschiedlich stark im Fokus stehen.

Jede Behandlungseinheit ist in drei gleichbedeutende Abschnitte gegliedert:
- Hausaufgabenkontrolle
- neue Inhalte erarbeiten
- neue Hausaufgaben aufgeben

Als Einstieg in jede Therapieeinheit wird das zu Hause Erarbeitete überprüft.

Dies geschieht sowohl durch die Selbsteinschätzung des Patienten als auch durch das Vorführen des Geübten. Eventuelle Fehler werden korrigiert, bis das Erlernte gut, sicher und ohne Zögern umgesetzt werden kann.

Daran schließt sich das Erarbeiten der nächsten Anforderungsstufe für die Zungenruhelage und das Schlucken an. Hier gibt es verschiedene Möglichkeiten zur Vermittlung der Zielerreichung.

Diese sind hauptsächlich:
- vormachen – nachmachen
- Beschreiben und Nutzen von Bildanalogien
- gestisches Erläutern
- Verbalisierung der Eigenwahrnehmung

- Visualisierung durch Schrift und Bildskizzen
- Visualisierung durch Videoaufnahmen

Die stets abschließende Verschriftlichung der erarbeiteten Inhalte leitet dann bereits in die Schlussphase der Therapieeinheit über und bildet so den Übergang von Therapie zu häuslichem Üben.

Bis auf die erste Stunde, die aufgrund der Anamnese und Diagnostik eine zeitliche wie auch strukturelle Ausnahme bildet, dauert jede Therapieeinheit nur 30 Minuten. Zeitfenster in der Therapie, die zum Spielen genutzt werden, gibt es nicht. Was so auf den ersten Eindruck karg und für die Therapeutin ungewohnt wirken mag, da sie das Element des Spiels in der Kindertherapie berechtigterweise hochfrequent einsetzt, hilft dem Patienten aber, sich auf die komplexen Therapieanforderungen einlassen und konzentrieren zu können.

Auf diese Weise wird zeitökonomisch und ‚schnörkellos', sehr fokussiert und konzentriert auf eine korrekte Umsetzung des Therapieziels hingearbeitet.

2.3.3 Einfaches Setting

Der Therapieplatz sieht stets gleich aus. Ein Glas Wasser und je ein Spiegel (für Patient und Therapeutin) stehen auf dem Arbeitstisch. Dabei kann die Therapeutin dem Patienten sowohl gegenüber, als auch in einer Über-Eck-Position sitzen. So kann der Patient sowohl sich im Spiegel sehen, als auch ohne Kopfdrehung die Therapeutin. Das ist bei einem breiten Therapiespiegel, bei dem Therapeutin und Patient nebeneinandersitzen, nicht der Fall.

Abgesehen vom Wasser bringt der Patient nach vorheriger genauer Absprache alle weiteren Nahrungsmittel, die im Therapieverlauf zum Einsatz kommen, mit.

Ebenso wichtig wie die Therapiestunde ist auch das Übungssetting zu Hause. Deshalb muss dies detailliert besprochen und im Therapieverlauf (spätestens aber dann, wenn Fortschritte ausbleiben) überprüft werden:

- **Wo (in welchem Raum) wird zu Hause geübt? Auf welchem Stuhl sitzend wird geübt?**
  Wird z. B. auf einem Sessel am Wohnzimmertisch sitzend geübt, führt dies zu einer ineffizienten, weil vorgebeugten Sitzhaltung mit angespanntem Mundboden.
- **Welcher Spiegel wird genutzt und wo steht dieser?**
  Spiegel an Schränken oder Wänden sind zum Üben völlig ungeeignet, weil die Patienten dann entweder im Stehen oder Sitzen üben. Aufgrund des Abstands zur Spiegelfläche (wegen der Knie in Sitzposition) wird dann der Oberkörper in Richtung des Spiegels geneigt und so folgt ein Vorstrecken des Kinns und eine Überdehnung der Mundbodenmuskulatur. Diese Dehnung der Muskulatur erschwert sowohl die Larynxelevation wie auch die Zungenhebung beim Schluckakt. Zusätzlich verhindert ein mögliches Vorschieben der Mandibula die korrekte Position der Zahnreihen zueinander beim Schlucken und muss daher unbedingt vermieden werden.

Das Übungssetting zu Hause sollte also dem der Therapie möglichst entsprechen, indem der Patient zu Hause beim Üben ebenso sitzt wie in der Therapie: an einem Tisch mit einem Standspiegel (auf Augenhöhe!) vor der Nase. Ein Tisch bietet zudem immer eine gute Ablage für das Übungsmaterial (Essen, Trinken), das Hausaufgabenblatt und den Protokollbogen.

2

2.3.4 Regelmäßige Hausaufgaben

Am Ende jeder Therapieeinheit erhält der Patient einen Hausaugabenzettel, auf dem sowohl die jeweiligen Aufgaben inkl. genauer Frequenzangaben, als auch die zum nächsten Termin mitzubringende Nahrung aufgeschrieben sind.

Ebenfalls stehen der nächste Termin sowie die Kontaktdaten der Therapeutin auf dem Hausaufgabenblatt.

Als Hausaufgabe gibt es stets eine Aufgabe zur Prolongation der Zungenruhelage und eine Übung für das Schlucken.

So weiß der Patient sehr konkret, was genau er wie oft zu tun hat und die Therapeutin hat eine Kontrolle über das, was zu üben war. So werden Diskussionen vermieden wie: „Das haben Sie so aber nicht gesagt." oder „Das wusste ich nicht."

Vom Patienten wird also nicht erwartet, dass er sich das zu Übende merkt, sondern dass er sich unter Zuhilfenahme des Hausaufgabenblatts an das in der Therapie Erarbeitete erinnert und dann zu Hause reproduziert und damit festigt.

Der Patient ist durch die Exaktheit der Aufgabenstellung und die überschaubare Menge der Aufgaben nicht dem Risiko ausgesetzt, den Überblick über die Aufgaben zu verlieren. Das Gefühl einer gewissen Beliebigkeit der Übungen, das überfordernd sein kann, entsteht so erst gar nicht.

Bei Fragen oder Unklarheiten, die sich trotz der Verschriftlichung ergeben könnten, kann der Patient z. B. per Mail, Telefon oder über Social-Media-Kanäle Kontakt zur Therapeutin aufnehmen, damit er im Zweifelsfall nicht ein Übungsintervall lang etwas Falsches übt. Zuletzt dient dieses Vorgehen aber auch einer gewissen Ökonomie im Praxisalltag, da durch die Hausaufgabenblätter auch der Therapeutin klar ist, welcher therapeutische Schritt der nächste ist.

2.3.5 Eltern in der Therapie

Eltern sind wichtige Partner in der Therapie; sie sind in hohem Maße für die Qualität der Therapieadhärenz mitverantwortlich. Denn eine positive oder desinteressierte Einstellung gegenüber der Therapie im häuslichen Umfeld kann den Behandlungsverlauf stark positiv wie auch negativ beeinflussen. Daher ist es durchaus erwünscht, dass ein Elternteil stets bei der Therapie dabei ist. Dadurch wissen diese zu jeder Zeit, was im Detail gemacht wurde und sie erkennen die Fortschritte besser. Dies fördert das Verständnis für die Übungen zu Hause und bindet die Eltern so in die Behandlung mit ein. Eltern(-teile) erst zum Therapieende hereinzubitten und dann kurz die Übungen zu erläutern und ggf. auch zu zeigen, ist nach meiner Erfahrung für das Verständnis i. d. R. nicht ausreichend.

Durch ihre konstante Anwesenheit in der Therapie erfahren die Eltern, was ihre Kinder leisten – manchmal stellen sie durch Selbstversuche sogar fest, wie hoch die Anforderungen tatsächlich sind. Das Lob der Therapeutin über das Erreichte steigert so nicht nur die Compliance des Patienten, sondern auch die der Eltern, die stolz auf die Leistung ihres Kindes sind.

Mitunter ist die Eltern-Kind-Interaktion eine Störquelle für den Therapieverlauf. Dann sollte die Therapie ohne Beisein dieses Elternteils erfolgen. Eventuell kann der andere Elternteil mit zur Therapie kommen oder es bedarf unbedingt der regelmäßigen Information der Eltern – insbesondere über die positiven Schritte, denn mitunter haben Eltern das Zutrauen in ihre (pubertierenden) Kinder verloren.

2.4 Diagnostik

Zur Behandlung einer orofazialen Dysfunktion muss die Frage geklärt sein, ob eine solche Störung überhaupt vorliegt.

Dafür sind nicht viele diagnostische Schritte nötig:

- Es ist absolut hinreichend, die Zungenruhelage und das Schluckmuster in einem Screening zu beurteilen.
- Generell sind zur Diagnosestellung keine weiteren Hilfsmittel außer eines Glases Wasser und eines Spiegels nötig.
- Auf die zusätzliche Verwendung von Wangenspreizern und Markierungspasten wird bewusst verzichtet.

Die Nutzung von Wangenspreizern und Markierungspasten in der Praxis erfordert das Einhalten von Hygienevorschriften und macht das Arbeiten daher zeitaufwändig und umständlich. Auch kommt die Therapeutin dem Patienten bei der Verwendung von Wangenspreizern und Markierungspasten besonders nah. Diese unmittelbare Nähe ist nicht für jeden Patienten gleich angenehm –zumal Patient und Therapeutin sich zum Zeitpunkt der Diagnostik i.d.R. zum ersten Mal begegnen – wie es auch Therapeutinnen gibt, die eine gewisse Distanz zum Patienten wahren möchten.

Wangenspreizer

Wangenspreizer sind zudem ein ungewohnter und unangenehmer Fremdkörper im Mundbereich des Patienten, der das Schluckmuster durch Kompensationen der überdehnten Lippen beim Schlucken überlagert und somit verzerrt. Denn hat der Patient ein viszerales Schluckmuster, wird dies häufig von einem Lippenpressen oder Zungenvorschub begleitet. Wenn die Lippen aber das Pressen wegen der Wangenspreizer in situ nicht zeigen können, wird das Schlucken mit einem an den aktuellen Zustand angepassten Muster ausgeführt. Dies ist dann aber sicher nicht das gewohnte Schluckmuster und so kann keine verlässliche Aussage über das eigentliche Schluckbild getroffen werden. Es ist auch schlecht möglich, zu sehen, welche Habits den pathologischen Schluckakt wirklich begleiten.

Markierungspasten

Markierungspasten kommen ebenfalls nicht zum Einsatz, weil zur Feststellung einer vorliegenden orofazialen Dysfunktion die qualitative Aussage völlig hinreichend ist. Die vermeintliche Quantifizierung durch Markierung der Bereiche, an denen es zu einem Kontakt von Zunge und Zähnen kommen könnte, ist hierbei nicht relevant. Wie bei einem ‚Schluckgesunden' weicht bei einer Person mit einem persistierenden viszeralen Schluckmuster das jeweilige Schlucken je nach Menge und Beschaffenheit des eingesetzten Schluckguts ab, sodass es ohnehin zu unterschiedlichen Ausprägungen der Protrusion kommt. Die Paste selbst kann im Mund verständlicherweise als ungewohnt und sogar unangenehm wahrgenommen werden und es besteht die Möglichkeit, dass durch deren Vorhandensein am Zungenrand das Schluckmuster verzerrt wird.

Der Verzicht auf die Markierungspasten erspart dem Patienten ein ungewohntes und langes Herausstrecken der Zunge, um die Paste aufgetragen zu bekommen. Darüber hinaus sind manche Patienten oral stark übersensibilisiert, sodass sie bereits beim Herausstrecken der Zunge würgen müssen. Unwohlsein und Würgereiz erschweren eine diagnostische Sequenz unnötig und können so eine Hürde im Aufbau der Patient-Therapeutin-Beziehung darstellen, auf die – wegen der Irrelevanz der evtl. zusätzlich gewonnenen Informationen – gut verzichtet werden kann.

Zweifelhaft ist darüber hinaus, ob die chemische Zusammensetzung des fluoreszierenden Materials (es wird Schwarzlicht zur Darstellung genutzt) in den Pasten tatsächlich unbedenklich ist.

Letztendlich kann aber auf die Verwendung von Spreizern und Pasten oder auch auf das Schlucken verschiedenster Konsistenzen während der Diagnostik verzichtet werden, weil alle hierdurch evtl. zusätzlich gewonnenen Erkenntnisse weder einen grundlegenden Einfluss auf die Frage, ob eine Störung vorliegt, noch auf den Therapieverlauf haben.

Screening des Schluckmusters

Das Schluckmuster wird aus den o. g. Gründen ausschließlich durch das Schlucken von Wasser beurteilt.

Hierbei erhält der Patient unterschiedliche Aufgaben zur (Selbst-)Beobachtung:

1. Zuerst wird ein kleiner Schluck Wasser auf für den Patienten gewohnte Weise geschluckt. Dabei soll aber erst dann geschluckt werden, wenn das Glas wieder auf dem Tisch abgestellt wurde. So ist erstens die Sicht auf den Mundbereich des Patienten frei und zweitens kann gleichzeitig beobachtet werden, ob er in der Lage ist, die Flüssigkeit im Mund zu kontrollieren. Bei diesem ersten Schluck kann ebenfalls schon sehr gut beobachtet werden, wie stark die Lippenspannung und die Aktivität des M. mentalis sind und ob die Zunge sichtbar hervorgeschoben wird. Auch Habits werden hier bereits sichtbar.
2. Für den zweiten Schluck (analog im Ablauf zum ersten Schluck) wird der Patient aufgefordert, zu beobachten bzw. zu spüren, ob die Zungenspitze beim Schlucken etwas im Mund berührt. Meist wird die Frage insofern konkretisiert, als die Begriffe oben/unten und Zahnfleisch/Zähne als Orientierung vorgegeben werden. Kann der Patient dies auf Anhieb nicht eindeutig beantworten, wird die Aufgabe (auch mehrfach) wiederholt.
3. Der dritte Schluck dient der Feststellung der Aktivität der Mm. masseter. Dafür wird der Patient zuvor aufgefordert, die Finger nachahmend – so wie die der Therapeutin – ohne Druck an die Wangen zu legen. Dann sollen die Molaren geschlossen und kurz zusammengepresst werden. Dies wird mehrmals kurz hintereinander solange wiederholt, bis der Patient die angespannten Mm. masseter (als ‚Hubbel') selbst spürt. Nun bleibt beim Schlucken eine Hand des Patienten am M. masseter liegen und die andere greift zum Glas, um einen Schluck zu trinken. Danach wird der Patient gefragt, ob er während des Schluckens den ‚Hubbel' außen an den Wangen gespürt hat. Zugleich kann die Therapeutin die Aktivität der Mm. masseter durch die Anhebung der Hand des Patienten gut sehen – sie dient als visueller Verstärker. Liegt ein viszerales Schluckmuster vor, ist i. d. R. keine Bewegung spür- oder sichtbar. Lässt sich keine eindeutige Antwort finden, wird das Schlucken wiederholt, jedoch palpiert die Therapeutin die Mm. masseter des Patienten dann selbst.
4. Der letzte Schluck (Nummer vier) wird mit geöffneten Lippen vollzogen. Das wird von der Therapeutin zuerst vorgemacht. Dann wird um Imitation gebeten. „Kannst Du das so wie ich machen?" Dabei wird beobachtet, ob der Patient bereits intuitiv in der Lage ist, die Zähne beim Schlucken zu schließen. Der Zungenvorschub ist hier zwischen den meist bestehenden Zahnlücken gut zu erkennen. Mitunter läuft den Patienten dann das Wasser beinahe wieder aus dem Mund heraus, was gerne mit einem Anheben des Kinns kompensiert wird.

Beurteilung der Zungenruhelage

Analog zur vorangegangenen Diagnostik des Schluckmusters wird der Patient aufgefordert, die Position der eigenen Zunge in Ruhe zu beobachten und zu beschreiben.

Hierfür soll der Patient den Fokus seiner Beobachtung (während die Therapeutin spricht und der Patient zuhört) auf die Zungenspitze legen. Dabei wird kurz gewartet und erläutert, wann die Zunge sich eigentlich in der Ruheposition befinden soll. Nämlich stets dann, wenn nicht gegessen, getrunken oder gesprochen wird. Dieses Zeitintervall reicht meist aus, dass der Patient eine Aussage darüber machen kann, wo sich die Zungenspitze in Ruhe befindet.

Meist ist diese unten im Mundboden mit Berührung der unteren Schneidezähne. Mitunter kommt es auch vor, dass Patienten eine Ruheposition im Bereich des harten Gaumens zeigen. Das geschieht besonders dann, wenn sie schon davon gehört haben, dass die Zungenspitze sich in Ruhe oben am Gaumen befinden soll.

Erfassen der Habits

Die Praxis zeigt, dass es nahezu keinen Patienten mit einer orofazialen Dysfunktion gibt, der keine Habits hat. Die Feststellung, ob Habits vorliegen, geschieht durch Beobachtung während der Diagnostik und im Verlauf des therapeutischen Prozesses. Daumenlutschen kann erfragt werden und abgekaute Fingernägel sind gut sichtbar. Daumenlutschen ist jedoch ein Habit, das bei der Zielgruppe von M.U.N.D.T® nur noch selten auftritt.

Artikulation

Störungen der Artikulation treten mitunter zusammen mit orofazialen Dysfunktionen auf. Sie werden durch Beobachtung während der diagnostischen Einheit, aber auch während der Anamnese festgestellt. Bestehen Unklarheiten oder ist es für den Patienten nicht nachvollziehbar, dass z. B. eine Zischlautstörung vorliegt, kommt es zum Vorsagen – Nachsagen des bekannten Satzes: ‚Susi, sag mal süße Sahne.' oder von einigen Wörtern mit /ʃ/ im Anlaut.

Nach Abschluss der Diagnostik und der vorangegangenen Anamnese (Anhang, Musterbogen zur Anamnese; Anhang, Musterbogen zum diagnostischen Screening) wird in derselben Therapieeinheit der -ablauf kurz geschildert. Hier wird neben dem zeitlichen Verlauf besonders auf die Relevanz der häuslichen Mitarbeit des Patienten hingewiesen.

2.5 Anamnese

Die in der Anamnese erhobenen Daten zu Zahnstatus, Erkrankungen (die insbesondere die Nasenatmung beeinflussen), des Zungenbandes und zum aktuellen Stand der KFO-Behandlung dienen ausschließlich zur Beantwortung der Frage, ob eine Therapie zum aktuellen Zeitpunkt überhaupt durchgeführt werden kann oder ob Kontraindikationen den Start einer Therapie zum aktuellen Zeitpunkt verhindern (▶ Kap. 1.8).

Die Anamnese dient für die Therapie nach M.U.N.D.T® also nicht dem Sammeln von vermeintlichen Ursachen zur Entstehung der orofazialen Dysfunktion und ist somit gut und zeitökonomisch zusammen mit der Diagnostik in einer Therapieeinheit abzuleisten.

Das Vorliegen einer orofazialen Dysfunktion ist zudem nicht monokausal zu erklären, sondern fußt – wie so Vieles – auf einem multifaktoriellen Bedingungsgefüge.

Vielleicht war der Patient als Kleinkind sehr oft erkältet, ist nun Allergiker, hat durch sein Zungenband orale Restriktionen und alle in der väterlichen Linie zeigen beim Schlucken eine Zungenprotrusion.

Daher ist der diagnostische Status quo als therapeutischer Ausgangspunkt ausschlaggebend, von dem aus das therapeutische Ziel anzugehen ist.

2.6 Stundenstruktur

Stunde 1

Schwerpunkte: Anamnese, Diagnostik und Anbahnung der Zungenruhelage

Anamnese

Die Anamnese findet durch Befragung des Patienten und des anwesenden Elternteils bei Minderjährigen statt. Falls vorliegend, wird auch die ärztliche Bilddokumentation hinzugezogen.

Die Anamnese soll v. a. die Frage zu klären, ob die Durchführung einer logopädischen Therapie zum aktuellen Zeitpunkt möglich ist oder Kontraindikationen vorliegen, die gegen einen sofortigen Therapiebeginn sprechen. Hier ist es wichtig, Informationen zu Vorerkrankungen wie Allergien zu erlangen, alle Informationen rund um die kieferorthopädische Behandlung zu bekommen, evtl. vorliegende orale Restriktionen festzustellen sowie die Erwartungen des Patienten zu erfahren.

Diagnostik

Die Diagnostik dient ausschließlich der Feststellung, ob überhaupt eine Behandlungsindikation vorliegt.

Dabei werden sowohl die Zungenruhelage als auch das Schlucken durch ein kurzes Screening beurteilt.

Die Zungenruhelage wird durch Fragen nach der Position der Zungenspitze und mittels Inspektion beurteilt. Bei offener Mundhaltung ist die Zungenruhelage i. d. R. durch bloße Inspektion bereits sehr gut sichtbar. Der Patient wird in einem solchen Fall trotzdem befragt, da er auch selbst merken soll, wo die Zunge liegt.

Das Schluckmuster wird durch mehrfaches Schlucken von Wasser ermittelt. Dabei ist es wichtig zu beobachten, ob die Mm. masseter beim Schluckakt aktiv sind und der M. mentalis inaktiv.

Ist eine Zungenprotrusion evtl. nicht eindeutig durch Beobachtung zu beurteilen, wird die Eigenwahrnehmung des Patienten hierfür herangezogen. Dabei wird der Patient befragt, was die Zungenspitze im Moment des Schluckens innerhalb der Mundhöhle berührt. Das geschieht mit einem zweiten und dritten Schluck Wasser. Auch werden die Mm. masseter ertastet und der Patient fühlt während eines weiteren Schluckversuchs mit den eigenen Fingern die (In-)Aktivität der Kaumuskulatur.

Die Spontansprache wird beurteilt. Es ist sinnvoll, das Schluckbild in einem kurzen Video festzuhalten.

Anbahnung der korrekten Zungenruhelage

Dies geschieht über Beschreiben, Aufmalen und Vormachen.

Die Vorstellungshilfe des Schnalzens (zur Raum-Lage-Identifikation) hilft hierbei, wenn für die Umsetzung die reine Beschreibung der Position nicht ausreichend ist. Auch ist das feste Zusammenbeißen der Molaren eine Hilfe zum flächigen Anlegen des Zungenrückens an den harten Gaumen.

Beim Anbahnen der ZRL können Fehler auftreten, die man auf den folgenden Darstellungen (▶ Abb. 2.2) von Lagerungsmöglichkeiten sehen kann. Nur ▶ Abb. 2.2a weist hier die korrekte Zungenruhelage auf, dabei berührt die Zungenspitze die Zähne nicht. Bei ▶ Abb. 2.2b ist der Zungenrücken nicht am Gaumen angelegt, sondern abgesenkt, und bei ▶ Abb. 2.2c ist die Zungenspitze sogar nach hinten gebogen. Bei ▶ Abb. 2.2d ist die Zungenspitze viel zu weit weg vom Alveolardamm gelagert.

Hausaufgaben

Bereits zum Ende des ersten Kontakts erhält der Patient Hausaufgaben: 1-mal täglich soll für 2 Minuten die Zungenruhelage eingenommen werden.

Dabei ist das optimale Setting zu Hause unbedingt zu beachten:

Der Patient soll mit ruhigen Händen an einem Tisch sitzen; also ohne Ablenkung durch grob- oder feinmotorische Aktivitäten.

Der Patient wird aufgefordert, zur nächsten Stunde einen Hefter mitzubringen, in den er dann das erste Hausaufgabenblatt bereits eingeordnet hat.

Mögliche Abweichungen vom Standardablauf

Kann der Patient die ZRL nicht einnehmen, dann bekommt er als Hausaufgabe bis zur nächsten Therapieeinheit auf, schnalzen und vorher die Zunge bis zu 3 Sekunden in der angehobenen Position halten zu können. Falls der Patient ein habitueller Mundatmer sein sollte – wobei eine organische Ursache bereits ausgeschlossen oder schon behoben wurde – wird vor dem Erwerb der Zungenruhelage das Atmen bei geschlossenen Lippen zeitlich gestaffelt geübt. Das Anforderungsniveau wird auf diese Weise niedrig gehalten und kann deshalb erfolgreich erfüllt werden.

Würde man bereits beides – also Lippenschluss mit Nasenatmung und die korrekte Zungenruhelage – gleichzeitig üben lassen, dann wäre das eine hohe und komplexe Anforderung, die so zu Hause nicht unbedingt dauerhaft geleistet werden kann. Denn die Atmung ist eine Vitalfunktion und muss funktionieren. Erst wenn diese ohne Anstrengung durch die Nase gelingt, also keine Angst vor Atemnot mehr besteht, kann die ungewohnte neue Zungenruhelage am Gaumen erarbeitet werden (▶ Kap. 1.8.2).

Der Patient lernt durch dieses kleinschrittige Vorgehen nach AHMA in vier Wochen, dass die Atmung durch die Nase erfolgen kann. Im Anschluss daran kann man den therapeutischen Fokus auf die Lagerungsposition der Zunge legen.

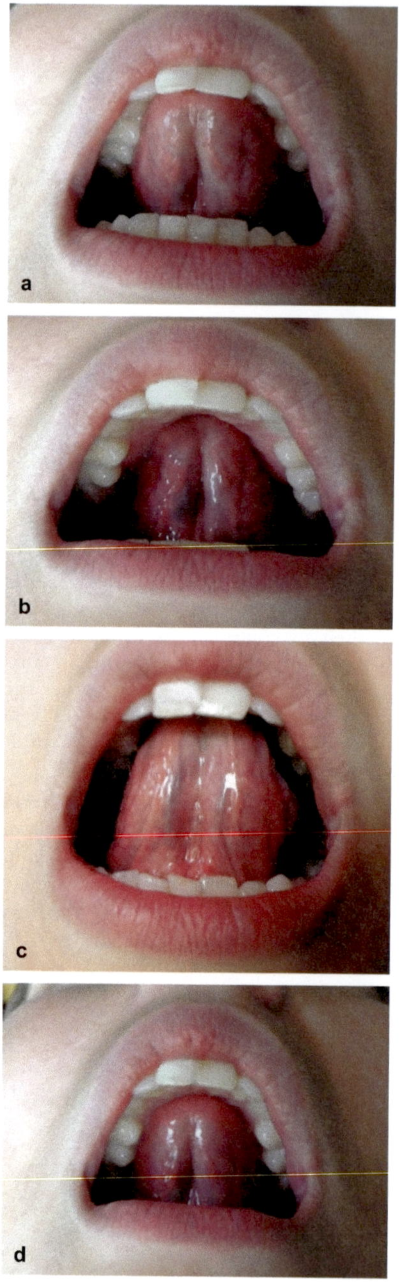

Abb. 2.2 Zungenruhelage
a. korrekt
b. abgesenkt
c. retroflex
d. zu weit hinten [M 1040]

Stunde 2

Schwerpunkt: Schluckanbahnung

In jeder Stunde steht die Überprüfung der Zungenruhelage an vorderster Stelle.

Das ist insbesondere für diese Therapieeinheit wichtig, da sich das Bewegungsmuster beim Schlucken von der Zungenlagerungsposition in Ruhe ableitet.

Denn bereits in dieser zweiten Einheit wird mit der Anbahnung des adulten Schluckmusters begonnen. Da dem Patienten die Zungenposition in der Ruhelage nun schon aus der ersten Therapieeinheit bekannt ist und er diese mindestens schon eine Woche lang täglich zu Hause geübt hat, ist es für ihn ein Leichtes, diese Position auch beim Schlucken einzunehmen.

Schlucken ist so eigentlich nichts Neues, sondern etwas schon Geübtes wird ‚nur' erweitert. Zu etwas Bekanntem wird etwas Neues ergänzt.

Hierbei wird der Patient zuerst durch das Schlucken von Spucke und dann übergehend auf das Schlucken geringer Wassermengen schrittweise auf das adulte Schluckmuster hingeführt.

Dabei bietet die Vorstellungshilfe, dass die Therapeutin die Funktion eines Navigationsgerätes wie in einem PKW hat, eine gute Unterstützung, den Ablauf des adulten Schluckmusters binnen weniger Minuten zu erarbeiten. Das beginnt damit, dass die Therapeutin das zu erreichende Ziel – das neue Schluckmuster – erst einmal vormacht. Und dann beginnt das ‚Navi-Spiel'.

Beispiel

Das ‚Navi-Spiel' funktioniert wie folgt:

Th.: „Wenn der Papa nicht weiß, wo genau er hinfahren soll, was macht er dann?"

Pat.: „Er macht das Navi an."

Th.: „Richtig. Wenn man nicht weiß, wie es geht, lässt man sich helfen. Und weil Du nicht weißt, wie das neue Schlucken funktioniert, helfe ich Dir wie ein Navi beim Autofahren. Und wie beim Autofahren musst Du genau auf das hören, was ich sage. Und dann musst Du das, was du gehört hast, auch sofort machen. Denn wenn der Papa erst später abbiegt als das Navi es sagt, dann fährt er einen falschen Weg."

Wichtig ist hierbei, dass der Patient lernt, dass der vordere Zungenteil recht fest und flach oben am flachen Teil des Gaumens – an den Rugae beginnend am Alveolardamm – anliegen muss, um keine Flüssigkeit zu verlieren. Ebenso wichtig ist es, dass dem Patienten klar wird, dass trotz der aufgewendeten Kraft an der Zungenspitze das Schlucken etwas Leichtes, Bequemes und von außen kaum Sichtbares ist.

Gelingt es dem Patienten, verbal geleitet, richtig zu schlucken, dann wird dies gemeinsam verschriftlicht. Dazu dient die Vorstellungshilfe, dass wie bei einem Kochrezept Schritt für Schritt aufgeschrieben wird, was zu tun ist.

Hausaufgaben

1-mal täglich 15 Schluck Wasser im Sitzen an einem Tisch vor einem Standspiegel

und

1-mal täglich 5 Minuten Zungenruhelage

Zur nächsten Therapieeinheit mitbringen

Ein Joghurt oder etwas Cremiges wie Apfelmus, Pudding, Quark oder andere Fruchtmuse. Auf alle Fälle also etwas, das nicht gekaut werden muss und eine cremige Konsistenz hat. Dies wird mit dem Patienten detailliert besprochen.

2

Stunde 3

Schwerpunkt: Doppelschluck

Wie zu jeder Einheit wird mit der Überprüfung der Zungenruhelage begonnen. Daran schließt sich das Schlucken mit Wasser an, da dies die Hausaufgabe war. Korrekturen erfolgen – wenn nötig – für beide Aufgaben.

Zungenruhelage

Mitunter ist die Zungenspitze noch nicht flächig genug oben am Zahnfleisch angelegt, oder sie hat sich Richtung Gaumendach hinter die Rugae verlagert. Das muss sorgsam korrigiert werden, denn eine Lagerung nur an oder hinter den Rugae ist problematisch. Das flächige Anliegen des Zungenrückens in Ruhe ist so dauerhaft nicht möglich, da sich die Zungenmitte wegen eines hohen Kraftaufwands langfristig absenkt und so die Ruheschwebe der Zahnreihen zueinander nicht möglich ist.

Liegt der vordere Teil des Zungenrückens in Ruhe hinter den Rugae an, dann ist die (Halte-)Kraft zudem nicht nach oben, sondern nach vorne gerichtet. Das entspricht der Richtung, in die die Zungenkraft auch während des pathologischen Schluckens gerichtet war. Es soll aber zu keiner Kraftentwicklung nach ventral mehr kommen.

Auch kann es sein, dass die Zunge asymmetrisch anliegt. Das bedeutet, dass eine Zungenhälfte stärker als die andere oben anliegt. Das muss ebenfalls korrigiert werden. Dies sollte der Patient im Spiegel selbst sehen und – falls nötig – mit dem Bild der Zungenruhelage der Therapeutin vergleichen. Zur Behebung dieser Seitenasymmetrie kann man dem Patienten die Zunge (aus der Draufsicht) aufmalen und ihn beim nächsten Versuch, die Zungenruhelage einzunehmen, bitten, die auf der Zeichnung markierte Zungenhälfte zu ignorieren und so nur mit einer Zungenhälfte die Zungenruhelage einzunehmen. Zeigt sich hier keine wesentliche Änderung, dann muss versucht werden, die andere Zungenhälfte zu ignorieren.

Schlucken

Es wird überprüft, wie das Üben zu Hause gelungen ist. Es wird auch über das häusliche Übungssetting gesprochen. Hier kann es sein, dass die Lippen beim Schlucken zu weit und zu schnell geöffnet (aufgerissen) werden. Das führt zu einem intraoralen Spannungsabfall und die Zunge kann nicht mehr hinreichend gut am Gaumen gehalten werden. Das zeigt auch, dass die einzelnen neuen Schritte im Schluckablauf nicht kontrolliert abgerufen werden können. Da hilft es, den schrittweisen Ablauf des Schluckmusters zu entschleunigen. Das gelingt gut, wenn der Patient nach jedem einzelnen Schritt im Schluckablauf die Zahl 21 als Wort ‚denkt' und dann erst den folgenden Schritt abruft.

Es kann auch sein, dass die Zunge zu früh – also eigentlich noch während des Schluckens – wieder vom Gaumen gelöst wird. Solche Ungenauigkeiten müssen erst behoben worden sein, bevor weitergearbeitet werden kann.

Nachdem das adulte Schluckmuster in der korrekten Ausführung eine Woche lang mittels Wasserschluckens geübt wurde, geschieht nun als Übergang zur Nahrungsaufnahme im Alltag das Handling von größeren Mengen im Mund.

Denn bei normaler Nahrungsaufnahme wird der gesamte Mundinhalt nicht auf einmal geschluckt. Das im Mund vorhandene Volumen wird i. d. R. sukzessive, in einzelnen kleinen Portionen, bis zur völligen Entleerung des Mundes in durchschnittlich drei bis sieben Schluckvorgängen geschluckt.

Der Weg dahin führt über den Doppelschluck.

Als Vorstufe zur Erarbeitung des Doppelschlucks dient eine geringe Menge Joghurt (⅓ Teelöffel), die im Mund so aufgeteilt wird, dass die Zungenspitze frei von Joghurt ist und dann auf einmal geschluckt wird. Danach wird der nach Joghurt schmeckende und gesammelte Speichel kurz darauf hinterhergeschluckt. Wenn dies klappt, wird eine größere Menge Joghurt aufgenommen, davon aber nur ein Teil geschluckt. Der verbliebene Rest wird im Mund gesammelt und erneut geschluckt.

Dieser Doppelschluck wird so im Detail Schritt für Schritt auf dem Hausaufgabenblatt aufgeschrieben.

Habits

An dieser Stelle ergibt sich oft schon die Gelegenheit, vorliegende Habits zu thematisieren, die automatisierter Bestandteil der präoralen und oralen Phase sind. Denn viele der Patienten schieben bei Nahrungsaufnahme im Zuge der Öffnung des Mundes (Bereitstellung) die Zunge so weit nach vorne, dass diese die untere Zahnreihe oder gar die Unterlippe überlappt. Diese sog. Zungenrampe wird als Habit benannt, dessen Bedeutung erläutert, und dies muss zu Hause wegtrainiert werden.

Hausaufgaben

1-mal täglich 10 Minuten ZRL

und

1-mal täglich 1 Becher Joghurt im Doppelschluck

Zur nächsten Therapieeinheit mitbringen

Obst oder Gemüse; bitte saftig; keine Karotte

Mögliche Probleme

Zu Beginn haben einige Patienten die Sorge, dass ihnen Wasser oder Joghurt aus dem Mund läuft, wenn sie die Lippen beim Schlucken öffnen. Die Ursache sind geöffnete Zahnreihen und/oder eine lockere Zungenspitze. Als Ergebnis tritt dann das Schluckgut garantiert zwischen den Zähnen hervor, also müssen die Lippen zusammengepresst werden. Anstatt sich also auf den neuen Schluckablauf einzulassen, diktiert die Sorge vor dem Sabbern einen fehlerhaften, meist am alten Schluckmuster orientierten Ablauf, eine *self-fulfilling prophecy.*

Hier hilft es, wenn die Abdichtfunktion der oben fest angedrückten Zungenspitze nochmal besprochen wird. Praktisch kann der Patient dies mit einem kleinen Schluck Wasser ausprobieren und die Therapeutin verweist zusätzlich auf die viel geringere Viskosität des Wassers. Wenn es mit Wasser klappt, dann mit Joghurt allemal!

Stunde 4

Schwerpunkt: Kauen und Schlucken im Wechsel

Mehrfachschluck

In diesem Schritt wird das Zusammenspiel von Kauen und sukzessivem Entleeren des Mundes erarbeitet. Basis hierfür ist, dass in der vorangegangenen Therapieeinheit das sukzessive – also schrittweise – Entleeren des Mundes mit dem Doppelschluck bereits erarbeitet wurde.

Hierfür ist es ratsam, dass das Kaugut saftig ist, denn nach nur wenigen Malen des Kauens ist i. d. R. schon so viel Saft ausgetreten, dass dieser gut geschluckt werden kann. Hierfür bieten sich Obst- oder Gemüsesorten wie Apfel, Gurke, Paprika, Tomate, Orange, Mandarine, Pfirsich, Mango, Ananas, Kiwi etc. an.

Falls es sich nicht schon beim Doppelschluck mit dem Joghurt ergeben haben sollte, dann lernt der Patient spätestens jetzt, dass das nicht zu schluckende Kaugut sich überall im Mund – also auch zwischen den Zahnreihen – befinden kann, solange das vordere Drittel der Zunge (erst einmal) frei bleibt.

Auf eine Bolusbildung im Sinne eines Sammelns des Schluckguts zentral auf der Zunge wird grundsätzlich verzichtet. Denn das, was sich durch den Kauvorgang zum Zeitpunkt der Schlucktriggerung auf dem hinteren Zungendrittel befindet, ist der zu schluckende Bolus. Ein besonderes Sammeln und sogar noch Ausformen zu einer Art Kugel des Schluckguts ist nicht nötig, weil es nicht physiologisch ist, Kugeln zu schlucken. Die zu schluckende Masse, die durch das Kauen und Einspeicheln idealerweise eine breiige Konsistenz erhalten hat, wird durch das Anheben der Zunge flach und durch die wellenförmige Bewegung des Zungenrückens, die den Schluckreflex triggert, länglich gedrückt.

Das Thema Kauen spielt hier die zentrale Rolle, denn viele Patienten kauen nicht richtig. Korrektes Kauen führt zur Zerkleinerung des Schluckguts und bildet durch das Einspeicheln erst den Speisebrei, der durch die Enzyme im Speichel bereits die erste Verdauungsphase durchläuft. Eine gute und hauptsächlich vertikale Auslenkung der Kieferreihen beim Kauen befördert zudem den optimal vorbereiteten Speisebrei wie von selbst nach hinten auf die Zunge, wo die Reflextriggerung erfolgt. Ein bewusstes nach-hinten-Schieben des Schluckgutes ist nicht nötig und entfällt so.

Häufige Kaufehler sind neben dem klassischen Schmatzen das Schlingen (kaum kauen), das Einziehen der Unterlippe und die zu geringe Öffnung der Kieferreihen beim Kauen (mümmeln). Dies sind ebenfalls Habits, die thematisiert und abgebaut werden müssen.

Durch das Einziehen der Unterlippe beim Kauen wird diese nass und Speisereste gelangen so nach außen auf die Lippen, die dann – weil sie sicht- und fühlbar sind – wiederum abgeleckt oder abgewischt werden.

Beim Kauen mit zu geringer Kieferöffnung rotiert das Kaugut im Mund nicht ausreichend, wird nicht gleichmäßig zerkleinert und gelangt so in der Mundhöhle nicht weit genug nach hinten. Das erschwert die Schlucktriggerung und das zu schluckende Material muss durch Sogaufbau oder Zungenprotrusion in Richtung Zungengrund befördert werden (▶ Kap. 2.1.2).

Zungenruhelage

Auch in dieser Einheit wird die Zungenruhelage überprüft. Anhand der Sicherheit, mit der die Zungenruhelage demonstriert wird, erkennt die Therapeutin recht gut, ob tatsächlich regelmäßig – wie vorgegeben – geübt wurde. Ist der Zungendruck zu hoch bzw. wird zu stark angesaugt, wird dies reduziert.

Hausaufgaben

1-mal täglich für ca. 10 Minuten mit Obst oder Gemüse üben

und

1x-mal täglich 15 Minuten ZRL (möglich mit Lesen)

Protokoll erarbeiten

Auch in dieser Einheit wird die Anforderung an die Hausaufgaben erneut gesteigert.

Der Patient erhält die Aufforderung, das neu zu Übende (also Kauen und Schlucken von Obst oder Gemüse) schriftlich zu dokumentieren. Dafür wird ihm eine Protokollvorlage mitgegeben. Das Protokoll umfasst vier Spalten. Täglich muss festgehalten werden, wann mit was geübt wurde und wie man die eigene Leistung auf einer Skala von 0 bis 10 einschätzt. Dazu wird die Qualität des Schluckens in der Therapie vorab gemeinsam kalibriert, um dem Patienten eine realistische Einschätzung für seinen Leistungsstand an die Hand zu geben. Wobei keiner der Patienten mit einer Bewertung unter 5 Punkten mit dieser Aufgabe nach Hause geschickt wird. In der Regel pendeln sich Patient und Therapeutin zwischen 6 und 8 Punkten ein.

Beispiel

Datum	Mit was habe ich geübt?	Punkte	ZRL
13.07.2020	Wassermelone	8	✓

Zur nächsten Therapieeinheit mitbringen

Obst oder Gemüse

2

Stunde 5

Schwerpunkte: normale Kost – 10 Bissen einer Mahlzeit und die unterschiedlichen Arten zu trinken

Zungenruhelage

Die Zungenruhelage wird ab hier nur noch geringfügig prolongiert, dafür wird aber die Frequenz gesteigert. Denn im normalen Alltag gibt es selten Situationen, in denen über längere Zeit (mehr als 30 Minuten) am Stück die Zungenruhelage eingehalten wird. Vielmehr muss die Hirnsteuerung so funktionieren, dass die physiologische Zungenruhelage immer wieder (nach dem Sprechen, Essen und Trinken) eingenommen wird. Wenn von einem Mittelwert der Schluckfrequenz in 24 Stunden ausgegangen wird, dann sollte schon dafür 1.250-mal die Zungenruhelage nach einem Schluckakt wieder eingenommen werden. Das ist sehr häufig und deshalb sollte dies ebenfalls trainiert werden.

Das geschieht idealerweise unter Nutzung des Smartphones, das so gut wie jeder Jugendliche besitzt. Jedes Mal, wenn ein Signal ertönt und eine eingehende Nachricht o. ä. meldet, soll zuerst die Position der Zunge überprüft und ggf. die Zungenruhelage eingenommen werden. Danach erst soll auf das Gerät geschaut werden. Da die Signale oft nicht in einem festen Rhythmus auf dem Smartphone eingehen, ist dieses Vorgehen effizient und anderen Hilfestellungen wie Klebepunkten o. ä. vorzuziehen, die als konstanter Reiz schnell nicht mehr wahrgenommen werden.

Schlucken

Ab dieser Therapieeinheit wird mit **normaler Kost** – also dem, was auf dem individuellen Speiseplan des Patienten steht – geübt.

Hierfür wird dem Patienten die Aufgabe erteilt, bei einer beliebigen Mahlzeit 10 Bissen unter visueller Kontrolle des eigenen Spiegelbilds auf die neue Art zu schlucken. Den Rest der Mahlzeit darf er wie gewohnt zu sich nehmen.

Das wird in der Therapieeinheit durch das Vorzeigen der Hausaufgaben aus der letzten Einheit (Mehrfachschluck mit Obst oder Gemüse) geübt. Zu diesem Zeitpunkt bedarf es aufgrund der bereits eintretenden Schluckroutine nicht mehr der dauerhaften visuellen Überprüfung durch den Spiegel, ob das somate Schluckmuster korrekt ausgeführt wird. Der Spiegel dient nur noch als Hilfe zur Fokussierung auf das neue Schluckmuster. Deshalb kann auch die Lippenöffnung auf einen kleinen Spalt reduziert werden.

In dieser Einheit wird zusätzlich der Fokus auf das **Trinken** gelegt.

Bereits in der zweiten Einheit wurde das adulte Schluckmuster über das Trinken eines einzelnen Schluckes angebahnt. Trinken im Alltag erfolgt aber i. d. R. nicht Schluck für Schluck (vielleicht außer bei heißen Getränken), sondern es werden gerne größere Flüssigkeitsmengen in kurzer Zeit aufgenommen – z. B. bei großem Durst nach körperlicher Anstrengung. Das bedeutet, dass ohne Absetzen des jeweiligen Gefäßes getrunken wird (▶ Kap. 2.1.2).

Jede der drei Möglichkeiten, größere Mengen zu trinken, läuft ohne Berührung der Frontzähne ab und ist für die Zahnstellung nicht gefährdend und somit sind alle drei Versionen richtig. Bei jedem Trinken ist es jedoch so, dass es immer einen Zeitpunkt gibt, an dem das Trinkgefäß von den Lippen wieder abgesetzt wird und der dann folgende letzte Schluck zur abschließenden Entleerung des Mundes natürlich wie jeder andere auch mit geöffneten Lippen zu erfolgen hat.

Eine weitere, aber nicht häufig genutzte Variante des Trinkens ist es, einen so großen Schluck Flüssigkeit in den Mund aufzunehmen, dass die Menge es nicht erlaubt, die Zunge am Gaumen anzulegen. In diesem Fall muss erst einmal ein Teil mit der Zunge am Zungengrund und mit locker geschlossenen Lippen geschluckt werden. Mit dem zweiten Schluck kann dann – wie erarbeitet mit leicht geöffneten Lippen – der Mund geleert werden. Dies ist die einzige Ausnahme, bei der die Lippen geschlossen bleiben dürfen.

Die **Protokollführung** wird weiter fortgesetzt. Dabei schreibt der Patient nicht nur auf, was er gegessen hat, sondern er bewertet sich auch weiterhin nach dem bereits in Stunde 4 eingeführten Punktesystem.

Zur nächsten Therapieeinheit mitbringen

Normale Kost

Hier sind die Patienten frei in der Wahl, jedoch sollte die ausgewählte Nahrung möglichst aus mehreren Komponenten unterschiedlicher Texturen bestehen. Die in Süddeutschland recht beliebte Brezel ist also nicht geeignet. Manche Patienten bringen Milch und Zerealien mit, andere einen Döner und wieder andere Kartoffeln mit Blumenkohl und heller Soße in Thermosgefäßen.

Spätestens ab dieser, aber besser noch seit der letzten Therapieeinheit, kann das Therapieintervall verlängert werden und der Patient kommt erst nach zwei oder drei Wochen zur nächsten Therapie.

2

Stunde 6

Schwerpunkt: Steigerung der Mengen im Alltag – eine halbe Mahlzeit

Diese Stunde beginnt damit, dass Patient und Therapeutin ausführlich über das Üben zu Hause und das Protokoll inkl. der Eigenbewertung sprechen.

Daran anknüpfend wird das mitgebrachte Essen verzehrt. Dies ist möglichst normale Kost, deren Beschaffenheit in der vorherigen Stunde bereits ausführlich erläutert wurde.

Hierbei wird auf technische Unsauberkeiten und noch persistierende Habits geachtet.

Danach wird getrunken und die Zungenruhelage überprüft.

Diese beiden Schritte können in der Reihenfolge sicherlich vertauscht werden. Es hat sich aber gezeigt, dass mitgebrachte warme Nahrung rasch abkühlt und dann nicht mehr so gut schmeckt. Daher bietet es sich an, die Überprüfung des Trinkens hintanzustellen.

Im Laufe der Therapie kommt es früher oder später bei allen Patienten zur selben Frage: *„Wie lange muss ich denn eigentlich noch mit offenen Lippen schlucken?"*

Die Antwort lautet dann stets: *„Immer."*

Und das ist deswegen so, weil es sich hier um einen Umlernprozess handelt. Es wird also nichts Neues gelernt, sondern es handelt sich um die Modifikation einer bereits existierenden Handlungsroutine. Es muss von einem etablierten Muster auf ein Neues umgelernt werden. Und dies gelingt umso leichter, je deutlicher sich die beiden Muster voneinander unterscheiden – je größer der Kontrast, desto besser.

Da es beim Schlucken subjektiv nur drei Akteure gibt, nämlich Zähne, Zunge und Lippen, muss auch genau hier eine größtmögliche Unterscheidung hergestellt werden. Dazu wird dem Patient aufgezeigt, worin die Unterscheidung besteht.

Diese kleine Tabelle (▶ Tab. 2.2) – die für den Patienten auch schnell aufgemalt werden kann – ist hierbei zur Anschauung sehr hilfreich.

Um den Patienten die Sorge vor Peinlichkeit zu nehmen, wird stets vorgemacht, wie groß bzw. klein die Lippenöffnung sein muss. Dafür ist es völlig ausreichend, wenn der Spalt zwischen Ober- und Unterlippe maximal einen Millimeter beträgt. Es muss nur ein Blatt Papier dazwischen passen und die Mundwinkel dürfen geschlossen bleiben. Auch wird daran erinnert, wie auffällig im Vergleich dazu die alten Leck- oder Lippenpresshabits und insbesondere das alte Schluckmuster waren. Hat man zur Diagnostik ein Video des Schluckens vom Patienten gemacht, dann kann es in einem solchen Fall zur Veranschaulichung herangezogen werden.

An die Schlucksequenz schließt sich analog zu vergangenen Therapieeinheiten die Überprüfung der Zungenruhelage und das Aufgeben der Hausaufgaben an. Diese haben den Fokus auf der Steigerung der Schluckmengen.

Da auch hier ein Intervall von bis zu vier Wochen bis zum nächsten Termin möglich ist, muss ein genauer Übungsplan für den Patienten aufgeschrieben werden, damit für jede Woche sehr klar ist, was zu üben ist. Bis zum nächsten Termin wird zu Hause in wöchentlicher Steigerung von einer halben bis zu einer kompletten Mahlzeit plus das Trinken dazu geübt.

Tab. 2.2 Kontrast von alt zu neu

Schlucken ALT	Akteur	Schlucken NEU
auf	Zähne	zu
in Bewegung	Zungenspitze	in Ruhe
zu	Lippen	auf

Stunden 7 und 8

Schwerpunkt: komplette Mahlzeiten

Diese Therapiephase umfasst ausschließlich die weitere Habitualisierung des neu erworbenen Schluckmusters und der physiologischen Zungenruhelage im Alltag. Hier gleichen sich die Therapieeinheiten sieben und acht im Ablauf, da nichts Neues mehr hinzukommt. Deshalb werden sie hier zusammengefasst, wobei Therapieeinheit acht bei optimalem Therapieverlauf bereits die letzte Einheit vor der Kontrolluntersuchung ist.

Nach einem Intervall von drei bis sechs Wochen (Schulferien sind häufiger als man denkt!) kommt der Patient mit mitgebrachtem Essen erneut zur Therapie.

Das mitgebrachte Protokoll wird gemeinsam besprochen.

Die Zungenruhelage wird überprüft. An der Routine (Geschwindigkeit und Treffsicherheit) kann man ablesen, ob die Zungenruhelage außerhalb der Therapie regelmäßig eingenommen wird. Ein guter Indikator ist auch, wenn der Patient berichtet, dass die Zunge „eigentlich schon immer von selbst oben liegt“, oder gefragt wird, ob es richtig sei, dass sich die Zähne bei der ZRL eigentlich nicht immer berühren. Das zeigt, dass eine gewisse Routine bereits etabliert ist und sich die Zahnreihen in der gewünschten Ruheschwebe zueinander befinden.

Während eines kurzen Gesprächs beobachtet die Therapeutin (der Patient fühlt sich unbeobachtet, weil durch die Unterhaltung abgelenkt), ob auch dann die Zungenruhelage eingenommen wird.

Während des Essens der mitgebrachten Nahrung wird die Routine beim Kauen, das entspannte Öffnen der Lippen (zu einem sehr kleinen Spalt) und das rasche und routinierte Wechselspiel von Kauen und sukzessivem Abschlucken beurteilt. Insbesondere wird auf die Abwesenheit von Habits geachtet.

Als Hausaufgabe muss der Patient die Schluckmengen zu Hause weiter steigern, indem immer mehr der täglichen Nahrung auf die neue Art geschluckt wird.

Dabei steigert sich die Schluckmenge in wöchentlichen Schritten von einer kompletten Mahlzeit inkl. dem Trinken zu dieser Mahlzeit bis hin zu allen Mahlzeiten des Tages zu Hause inkl. allem, was zu Hause getrunken wird.

Dafür hat der Patient vier bis sechs Wochen Zeit bis zur nächsten Therapieeinheit.

Ab der siebten Therapieeinheit braucht er kein Protokoll über die Hausaufgaben mehr zu führen. Das führt stets zu großer Erleichterung, birgt aber auch die Gefahr, dass der Fokus während der Mahlzeiten nicht mehr so klar auf der korrekten Ausführung des Schluckmusters liegt. Darauf wird der Patient hingewiesen.

Werden alle Therapieschritte erfolgreich absolviert, nimmt der Patient die Zungenruhelage fast unbewusst – nahezu wie von selbst – ein und kann sowohl Flüssigkeiten wie auch feste Nahrung im Alltag routiniert mittels des neu erworbenen adulten Schluckmusters zu sich nehmen, ohne dass Habits zum Einsatz kommen. Dann ist die Therapie an ihrem erfolgreichen Ende angelangt.

- Diese vorerst abschließende achte Therapieeinheit dient hauptsächlich der Besprechung des weiteren Vorgehens.
- Idealerweise sollte der Patient ab da 1-mal täglich eine bewusste Sequenz zur Einnahme der ZRL üben.

Und für das Schlucken zu Hause gilt die Regel: ALLES – IMMER – ÜBERALL!

Das bedeutet:
- dass **ALLES**, was geschluckt wird (Essen, Trinken und Spucke), auf die neue Art geschluckt wird
- dass **IMMER**, wenn geschluckt wird (zu jeder Tageszeit), auf die neue Art geschluckt wird
- dass **ÜBERALL**, wo geschluckt wird (egal ob bei Oma oder in der Schule oder mit Freunden in der Pizzeria), ebenfalls die neue Art verbindlich und ohne Ausnahme gilt

Natürlich erhält der Patient einen abschließenden Zettel für seinen Hefter, der diese Informationen beinhaltet.

Für die Bewertung in der Kontrollstunde nach einem ½ Jahr empfiehlt es sich, dass der Status quo in dieser Therapieeinheit in einem weiteren kurzen Video festgehalten wird. Das kann dann als Vergleich im Kontrolltermin dienen.

Zusammenfassung der Mengensteigerung über den Gesamtverlauf der Therapie hinweg:
- Wasser (zusätzlich in JEDER Therapieeinheit!)
- Joghurt (Dosierung der Menge des Schluckgutes)
- Obst und Gemüse (kauen unterschiedlicher Konsistenzen; Mehrfachschluck)
- ½ Mahlzeit (Steigerung der Menge)
- ½ Mahlzeit und das Trinken dazu
- eine komplette Mahlzeit (sozial kompatibles Schlucken mit sehr kleinem Lippenspalt)
- eine komplette Mahlzeit und das Trinken dazu
- zwei komplette Mahlzeiten (ab hier keinen Spiegel mehr)
- zwei komplette Mahlzeiten mit Trinken (bis hier mit Protokoll!)
- drei komplette Mahlzeiten
- drei komplette Mahlzeiten mit Trinken UND Spucke
- ALLES–IMMER–ÜBERALL

Stunde 9

Schwerpunkt: Kontrolluntersuchung und Abschluss der Therapie

- Nach einem ½ Jahr erfolgt eine abschließende Kontrolluntersuchung, zu der sich der Patient erneut mit eigenem Essen vorstellen muss.
- Ist die Leistung des Patienten dann ebenso gut wie zum Zeitpunkt vor dem 6-monatigen Pausenintervall, kann davon ausgegangen werden, dass die neu erarbeiteten Muster erfolgreich encodiert sind. Trotzdem wird dem Patienten empfohlen, weitere 12 Monate lang die Öffnung der Lippen (entspannter kleiner Spalt) aufrechtzuerhalten, damit sich das neue Bewegungsmuster beim Schlucken weiter festigen kann.
- Hierfür kann es sehr hilfreich sein, wenn in Stunde 8 eine kurze Videosequenz aufgenommen wurde, und diese mit einer neuen Aufzeichnung aus der 9. Stunde verglichen werden kann. Idealerweise kann man zur Verdeutlichung (wie auch zum Zwecke der Dokumentation) gemeinsam das Schlucken zum Zeitpunkt des ersten Kontakts anschauen.

3 Fallbeispiele

Die hier geschilderten Fälle sollen beispielhaft zeigen, wie orofaziale Therapie gut gelingt, wenn der therapeutische Fokus auf dem Erzielen physiologischer Funktionen liegt.

Bei den zwei ersten Patienten war M.U.N.D.T® erfolgreich, nachdem sie vorher bereits erfolglos andere Behandlungsansätze erhalten hatten. Die Patienten 3 und 5 hatten neben der orofazialen Dysfunktion zusätzlich Einschränkungen durch das Zungenband und bei Patient 4 musste das Programm AHMA zur Habitualisierung der Nasenatmung vorangestellt werden.

Patient 1

- Marcel R., männlich, Gymnasiast
- Alter bei Therapiebeginn: 13 Jahre; 4 Monate

Diagnose

- orofaziale Dysfunktion bei extrem offenem Biss (Okklusion erst ab den 2. Molaren möglich)
- Diastema mit hohem Gaumen
- Artikulation: Sigmatismus addentalis
- geringe orale Wahrnehmung

Anamnese

- keine Spangenversorgung
- habituelle Mundatmung bei Allergie (Heuschnupfen)
- schlechte Körperhaltung mit Asymmetrien an der Brustwirbelsäule
- Anzahl der bereits erhaltenen logopädischen Therapieeinheiten: 22

Dank der guten und vollständigen Therapiedokumentation war dieser zu entnehmen, dass die unten aufgeführten Übungen in den 22 Einheiten in wahlloser Reihenfolge geübt wurden. Einzelne Übungen wurden nach einigen Wochen wiederholt, andere folgten direkt aufeinander.

Bezeichnung der Übungen (Häufigkeit der durchgeführten Übungen)

- Übungen für die Zungenhebung (6)
- Startplatz (6)
- Zungensprache (3)
- ZRL finden (stets mit Spiel, 3)
- Schlucken mit Ringen (11)
- Ringe von Zunge streifen (2)
- Zungenkraft (4)
- Lippenangel (2)
- Zungenränder anlegen (1)
- Schlucken von Flüssigkeiten (1)
- Zungenkräftigung Mittelteil (Spatel und breit/schmal, 2)
- Haltungsaufbau (1)
- Lippenschluss (3)
- Ansaugen (2)
- Mundschluss (stets mit Spiel, 8)
- Pusten (1)
- Zungenruhelage (3)
- Hausaufgaben wurden nur unregelmäßig aufgegeben (4)

Wiedervorstellung

Diese erfolgte nach zwei Monaten Therapiepause und zeigte folgenden Status:

- Nasenatmung: nicht möglich; habitueller Mundatmer
- Zungenruhelage: nicht möglich
- adultes Schlucken: nicht möglich
- Finden der Papilla mit der Zungenspitze: nicht möglich
- Motivation des Patienten: sehr gering

Therapie

Die anschließende Therapie erfolgte nach M.U.N.D.T® und konnte nach 12 Einheiten à 30 Minuten folgende Zielerreichung aufweisen:

- Zungenruhelage 25 Minuten am Stück mit entspannter Nasenatmung
- Schlucken von Getränken und normaler Nahrung im Mehrfachschluck
- Habits (Unterlippe beim Kauen einziehen, Lippenöffnen direkt nach Flüssigkeitsaufnahme) sind abgebaut

Noch bestehende Fehler

Lippen öffnen zum Schlucken noch zu früh und zu weit.

Der komplette Transfer in den Alltag und die Korrektur des o. g. Fehlers konnte wegen Umzug des Patienten nicht abgeschlossen werden, obwohl es noch zu zwei Kontrollvideos per Messengerdienst kam. Eine Behandlung der Artikulationsstörung fand in diesem Zeitraum nicht statt, da dies wegen der Schwere der orofazialen Dysfunktion nicht im Fokus stand und der Patient zudem deswegen kein Störungsbewusstsein hatte.

Bei der Wiedervorstellung vor Beginn der Therapie nach M.U.N.D.T® stand Marcel R. einer erneuten logopädischen Therapie sehr skeptisch gegenüber, da er trotz der bereits erfolgten vorherigen 22 Therapieeinheiten keinen Schritt näher an das Therapieziel herangekommen war.

Das Erarbeiten der korrekten Zungenruhelage war zunächst nicht einfach, da zuerst die habituelle Mundatmung abgebaut werden musste. Dafür sollte Marcel R. zu Beginn nur 1-mal täglich eine Minute lang die Lippen geschlossen halten. Das wurde in den darauffolgenden Wochen in drei Schritten auf 10 Minuten gesteigert. Parallel dazu wurde in der Therapie sehr konzentriert die Anbahnung der Zungenruhelage erarbeitet, wobei sich die Zungenspitze initial stets am Gaumen retroflex anlegte. Bedingt durch Schulferien entstand eine 2-wöchige Therapiepause, in der es Marcel R. selbstständig gelang, die Zunge am Gaumen in der Zungenruhelage anzusaugen. Zwar war hier der Tonus deutlich zu hoch, aber er hatte die Position gefunden und so konnte er die Einnahme der korrekten Position (inkl. Entspannung) täglich zu Hause üben.

Im Anschluss daran konnten wir erst das adulte Schluckmuster anbahnen, was sich als deutlich weniger schwierig erwies, da er seine individuelle Hürde (die Einnahme der Zungenruhelage) ja schon gemeistert hatte. Die Therapie verlief von da an gut (im normalen Ablauf) und Marcel machte die zu erwartenden Fortschritte.

Ein Patient, der bereits 22 Therapieeinheiten à 45 Minuten erfolglos hinter sich gebracht hatte und eine dementsprechend niedrig angesiedelte Compliance aufwies, konnte durch die Anwendung von M.U.N.D.T® erfolgreich behandelt werden.

Hierbei wurde die Minimalzeit der Therapiedauer nur um 30 % überschritten – anstatt 9 mussten 12 Einheiten aufgewendet werden. Dabei wird bei einem idealen Therapieverlauf der Zeitaufwand für das Erarbeiten einer habituellen Nasenatmung nicht miteingerechnet.

Patient 2

- Elias M., männlich, Gymnasiast
- Alter bei Therapiebeginn: 16 Jahre; 7 Monate

Diagnose

- orofaziale Dysfunktion bei rezidivierendem offenen Biss (Okklusion erst ab den Prämolaren möglich)
- Artikulation: Sigmatismus interdentalis mit Abweichung nach links und Mitbewegung der Lippen

Anamnese

- Erneute Spangenversorgung mit Brackets, nachdem sich der geschlossene Biss innerhalb eines Jahres wieder komplett geöffnet hatte. Skelettale Ursachen des offenen Bisses wurden durch die behandelnde Kieferorthopädin ausgeschlossen.
- Im Alter zwischen 12 und 14 Jahren logopädische Therapie (insgesamt 40 Einheiten) wegen MFS in zwei unterschiedlichen Praxen erhalten.

Vorstellung

Nach zwei Jahren therapiefreien Intervalls zeigte sich folgender Status:

- Zungenruhelage: unten, addental. Auf Nachfragen (wie er es denn gelernt habe) lagert Elias die Zungenspitze in die erste Stufe im Gaumen hinter den Rugae. Der Rest des Zungenkörpers hängt herab und berührt den Gaumen nicht.
- adultes Schlucken: Nicht möglich. Wenn er es versucht, wendet er dabei viel Kraft auf und das Schluckgut wird quasi runtergewürgt. Dabei sind die Zahnreihen nicht geschlossen. Sein ‚normales' Schlucken gelingt entspannter, aber mit gepressten Mundwinkeln.
- Habits: Neben dem Lippenpressen leckt Elias die Lippen vor und nach dem Schlucken. Manchmal wischt er die Lippen sogar mit dem Handrücken ab.
- Artikulation: Sigmatismus interdentalis mit seitlicher Abweichung nach links und Mitbewegung der Lippen.

Therapie

Die Therapie nach M.U.N.D.T® erfolgte ausschließlich per Videokonferenz und konnte nach 9 Einheiten à 30 Minuten und einer Sitzung à 45 Minuten folgende Zielerreichung aufweisen:

- Zungenruhelage 25 Minuten am Stück gut möglich
- Schlucken von Getränken und normaler Nahrung in den Alltag übernommen
- Habits (Lippenpressen und Lippenlecken) sind abgebaut
- Artikulation wurde in dieser Zeit nicht bearbeitet

Schwierigkeiten des Patienten

Zu Beginn war es für Elias sehr schwer, die Zunge für die ZRL flächig am Gaumen anzulegen. Also musste er erst einmal das Schnalzen lernen – ein bei mir übliches Vorgehen in solchen Fällen. Als er die ZRL dann einigermaßen beherrschte, übte er im Zungenmittelteil noch eine Weile mehr Kraft aus als im vorderen Zungendrittel. So entstand ein Ungleichgewicht und die Zunge rutschte in der Zungenruhelage zu Beginn immer leicht nach links ab. Dies konnte er nach Einheit 6 aber korrigieren. Ebenso konnte er ab da bei ZRL die Spannung auf die Zunge gleichmäßig gering verteilen. Auch tat sich Elias sehr schwer damit, die Molaren beim Schlucken kurz und fest zu schließen. Vielmehr legte er anfänglich den Fokus unbewusst auf zu weit auseinander gespannte Lippen und baute über den stark angesaugten Zungenrücken eine zu starke Enge Richtung Zungengrund auf, bei der er die Zahnreihen öffnete (um Weite zu erzielen), da diese ihm das Schlucken erschwerte – er musste das Schluckgut runterwürgen. So konnte er den Fokus nur sehr schwer auf das vordere Drittel der Zunge richten. Als er es verstand, die Lippen ungespannt zu öffnen (nur einen sehr kleinen Spalt, ohne Sicht auf die Zähne), konnte er das adulte Schlucken ohne Kraft und Anspannung durchführen. Der Übertrag in den Alltag mit normaler Nahrung war für ihn dann ein Leichtes. Während der Behandlungsdauer von drei Monaten schloss sich der Biss bereits zusehends.

Patient 3

Steffi Kuhrt

- Marius G., männlich, Gymnasiast
- Alter zu Beginn der Therapie: 14 Jahre; 9 Monate

Diagnose

- orofaziale Dysfunktion mit frontal gegen die Unterkieferfront und lateral zwischen die Zahnreihen gerichtetem Schluckmuster und ebensolcher Zungenruhelageposition
- Habits: Lippenlecken und Einziehen der Unterlippe mit Unterkiefervorschub. Lippenschluss beim Kauen nicht ausreichend stark, sodass die Lippen eingezogen und dadurch nass werden. Unterkiefervorschub beim Kauen.
- Artikulation: Aussprache insgesamt leicht verwaschen, ohne dass eine Störung eines bestimmten Lautes vorliegt.
- Zahnstatus: Ursprünglich Klasse III-Okklusion mit Kreuzbiss. Nach anfänglicher kieferorthopädischer Therapie mit herausnehmbarer Apparatur mit Headgear, Gaumennahterweiterung und 2,5 Jahren mit fester Zahnspange zu Beginn der logopädischen Therapie in Klasse I bei seitlich offenem Biss beidseits.
- Frenulum linguae breve posterior
- v. a. eingeschränkte Nasenatmung
- deutlich vergrößerte Gaumenmandeln
- Kopfvorhalte
- offene Mundhaltung

Anamnese

- bereits im Kindergartenalter wurden die vergrößerten Rachenmandeln 2-mal entfernt
- unvollständige Trennung des Zungenbändchens (anteriore Anteil wurde vom HNO-Arzt „geknipst“), was offenbar zu einer Verschleierung der Symptomatik geführt hat, die mit der unvollständigen Trennung nicht gänzlich verschwunden ist
- wegen Artikulationsstörungen durchlaufen von zwei logopädischen Therapien im Kindergarten- und Grundschulalter
- keine Lutschhabits
- Stillen war möglich, aber nicht frei von Schwierigkeiten
- Umstellung auf Brei und feste Nahrung problemlos
- Marius klagt häufiger über Nackenschmerzen
- Mutter stört das „Nuscheln“
- empfohlene Vorstellung bei einer auf das Zungenbändchen spezialisierten Zahnärztin wurde von Mutter abgelehnt

Therapie

- Bereits in der Diagnostik gab Marius an, dass er die Zunge nur mit leichtem Ansaugen flächig an den Gaumen legen konnte. Bei seinem üblichen Schluckmuster waren deutliche Residuen auf der Zunge beim Schlucken von Joghurt erkennbar, so dass davon auszugehen war, dass das flächige Anlegen der Zunge an den harten Gaumen nicht ohne Anstrengung gelang.
- Die vergrößerten Tonsillen und die fehlende Einlagerung der Zunge am Gaumen in Zungenruhelage führten zu einem meist offenstehenden Mund mit in den Unterkiefer eingelagerter Zunge, die die ohnehin bestehende progene Tendenz der Mandibula noch verstärkte. Auch konnte eine Allergie nicht ausgeschlossen werden, weshalb eine Vorstellung beim HNO-Arzt dringend empfohlen wurde.
- Ergebnis der empfohlenen HNO-ärztlichen Untersuchung war, dass das Zungenband unauffällig sei, man von den vergrößerten Tonsillen wisse, aber keine Therapie indiziert sei, eine Allergietestung erst zu einem späteren Zeitpunkt sinnvoll, aber die Nasenmuscheln vergrößert seien. Die einzige vorläufige ärztliche Therapieempfehlung bestand bei Bedarf in der Anwendung abschwellender Nasentropfen.
- Mit viel Mühe gelang es dem Patienten, das Schlucken am Gaumen aus der Zungenruhelage zu erlernen. Dazu musste Marius die Zunge allerdings etwas ansaugen (eine kompensierte, keine physiologische Funktion), sonst wäre der flächige Kontakt mit dem Gaumen nicht möglich gewesen. Es zeigten sich jedoch weiterhin Residuen auf der Zunge beim Schlucken breiiger Konsistenz, wenn auch in geringerem Ausmaß.
- Schlucken, Kauen und der Habitabbau gelangen innerhalb der nächsten drei Monate in acht Terminen. Aufgrund der Nasenatmungsbehinderung konnten der Mundschluss und die Zungenruhelage nicht habitualisiert werden.
- Es folgten zwei weitere Kontrolltermine im Abstand von vier Wochen, in denen Marius den Anteil der Mahlzeiten, der korrekt geschluckt werden sollte, bis hin zu allen Mahlzeiten komplett steigern sollte.
- Nach einer 3-monatigen Therapiepause, in der der Patient mit leicht geöffneten Lippen schlucken sollte, war die Wiedervorstellung vereinbart. Marius hatte zum Zeitpunkt der Wiedervorstellung seit drei Wochen keine feste Zahnspange mehr, trug stattdessen nachts eine Dehnplatte zur weiteren Dehnung des Oberkiefers. Damit sollte verhindert werden, dass mit weiterem erwartetem Unterkieferwachstum erneut eine Kreuzbisssituation eintritt. Unerwartet hatte sich Marius in der Zwischenzeit auch entschieden, das Zungenband von einem Oralchirurgen vollständig funktionell trennen zu lassen. Das Schlucken gelang ihm nach eigenen Angaben nun wesentlich entspannter. Die zuvor deutlichen Residuen beim Schlucken breiiger Konsistenz waren nicht mehr zu beobachten. Der Mutter fiel auf, dass Marius sehr viel deutlicher spreche und nicht mehr „nuschele". Allerdings waren durchaus noch Habits zu sehen und Marius hatte sich nicht über die gesamte Dauer der Therapiepause an das Schlucken mit leicht geöffneten Lippen gehalten.
- Nach weiteren sechs Wochen Therapiepause gelang zum erneuten Kontrolltermin das Schlucken bei allen Mahlzeiten mühelos. Die Habits waren vollständig abgebaut. Die Nasenatmung war etwas besser möglich, jedoch nicht ausreichend gut für die vollständige Habitualisierung der Zungenruhelage.

Patient 4

- Leon K., männlich, Grundschüler
- Alter bei Therapiebeginn: 10 Jahre; 3 Monate

Diagnose

- orofaziale Dysfunktion mit viszeralem Schluckmuster, bei dauerhaft offener Mundhaltung und deutlich vorgeschobener Zunge (dorsal) auf den unteren Schneidezähnen aufliegend

Anamnese

- noch keine Spangenversorgung, soll aber nach der Logopädie begonnen werden
- reduzierte Schluckfrequenz, daher sehr feuchte Mundhöhle
- leichte Rötungen an den Mundwinkeln
- habituelle Mundatmung
- keine Allergien
- als Kleinkind sehr häufige Infekte mit schweren Verläufen (mehrfach Einsatz von Paukenröhrchen, Krankenhausaufenthalt im Alter von drei Jahren wegen Otitis media)

Therapie

- Durch die Anamnese verstärkte sich der Verdacht, dass Leon aufgrund seiner Krankheitsgeschichte eine habituelle Mundatmung entwickelt hat.
- Daher führte ich das Screening nach AHMA durch. Hier bestätigte sich der Anfangsverdacht, dass Leon keine Nasenatmungsfunktion hat. Ich bat die Mutter um eine zeitnahe Konsultation eines HNO-Arztes, um akute oder persistierende Infekte oder andere organische Ursachen für die Mundatmung auszuschließen.
- Nach der HNO-Untersuchung, die ohne Befund erfolgte, konnte Leon zu Hause mit dem Training nach AHMA beginnen. Dafür kam es zu einem Termin mit Mutter und Sohn, bei dem ich beide über das 4-wöchige Training für zu Hause aufklärte und ihnen den Übungsbogen dazu mitgab.
- Ein erneuter Vorstellungstermin nach Abschluss des Trainings wurde vereinbart.
  Dieser musste um fünf Wochen verschoben werden, da Leon zwischenzeitlich eine akute Tonsillitis (mit Ausschabung) hatte und daher das Training erst später durchführen konnte.
- Beim erneuten Termin bei mir zeigte Leon, dass er nun dauerhaft und leicht genug durch die Nase atmen konnte. Daraufhin wurde mit der Therapie nach M.U.N.D.T® begonnen.

Patient 5

- Heike S., weiblich, Angestellte
- Alter bei Therapiebeginn: 41 Jahre

Diagnose

- orofaziale Dysfunktion mit CMD und Bruxismus

Anamnese

- Versorgung mit Invisalign-Zahnstellungskorrektur wegen offener Bisslage bis zu den Prämolaren; bei gleichzeitigem Behandlungsbeginn der Zahnkorrektur und der Logopädie
- keine Zahnspangenversorgung als Teenager, allerdings wurden ihr damals stattdessen alle Eckzähne gezogen
- beidseits Schulter-OP Anfang 2020; schlanke und sportliche Frau mit Normalgewicht
- wegen der starken Schmerzen in beiden Kiefergelenken (sowohl in Ruhe als auch beim Kauen) ließ sich die Patientin seit Spätsommer 2018 regelmäßig alle drei Monate Botox in die Mm. masseter injizieren
- es kommt auch häufig zu Kopfschmerzen

Vorstellung

- Patientin wurde von der behandelnden KFO überwiesen und zeigte zu Behandlungsbeginn eine sichtbare Zungenprotrusion beim Schlucken ohne Aktivität der Mm. masseter und eine ventrale Lagerung der Zunge in Ruhe
- bei Artikulation und Kauen (geringer KÖW) verschob sich der Unterkiefer häufig nach rechts
- beim Schlucken waren Residuen auf der Zungenmitte sichtbar und beim Ansaugen der Zunge hob sich der Mundboden stark mit an, wobei der hintere Teil des Zungenrückens nicht mitangehoben werden konnte, daher V.a. Frenulum breve

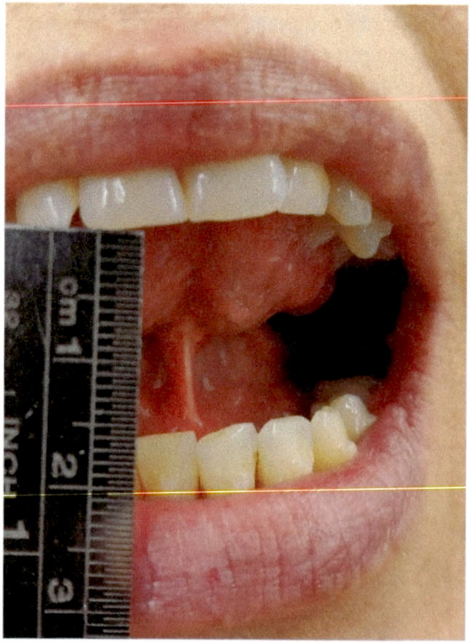

Abb. 3.1 Zustand vor OP mit Maß [M1040]

Therapie

- Die Patientin erhielt von April bis August 2021 insgesamt 9 Therapieeinheiten Logopädie als Videotherapie mit M.U.N.D.T®. Jede Einheit dauerte im Durchschnitt 45 Minuten.
- Bereits in der dritten Therapieeinheit berichtete die Patientin, dass sie kaum noch Schmerzen in den Kiefergelenken spüre. Dennoch gelangen ihr die physiologische ZRL und das adulte Schlucken nur mit Mühe. Der Verdacht, dass die aktuelle Zungenbandsituation sich problematisch auf die Funktion auswirkt, bestätigte sich. So wurde im Juli 2021 das Zungen-

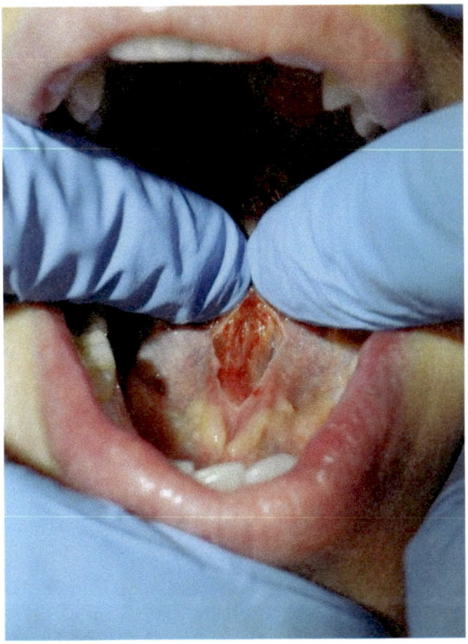

Abb. 3.2 Zustand direkt nach Laser-OP noch ohne Naht [M1040]

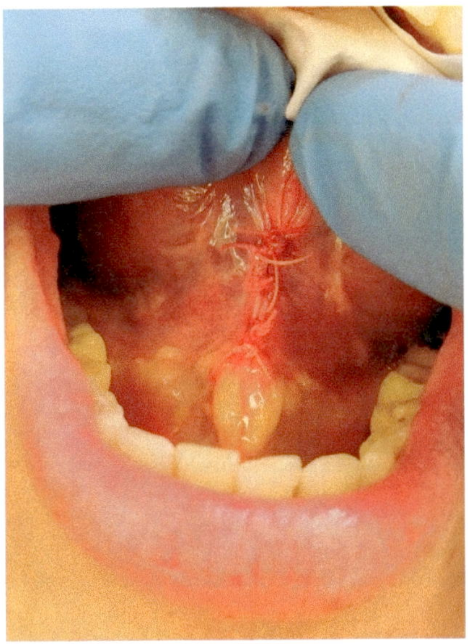

Abb. 3.3 Zustand nach OP mit frischer Naht [M1040]

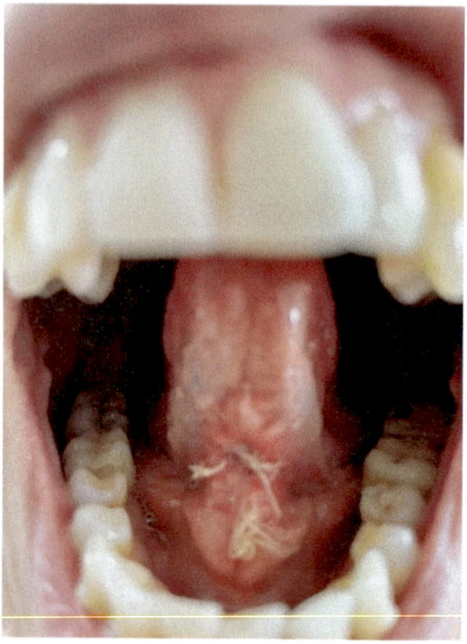

Abb. 3.4 Zustand nach OP Woche 1 noch mit Naht [M1040]

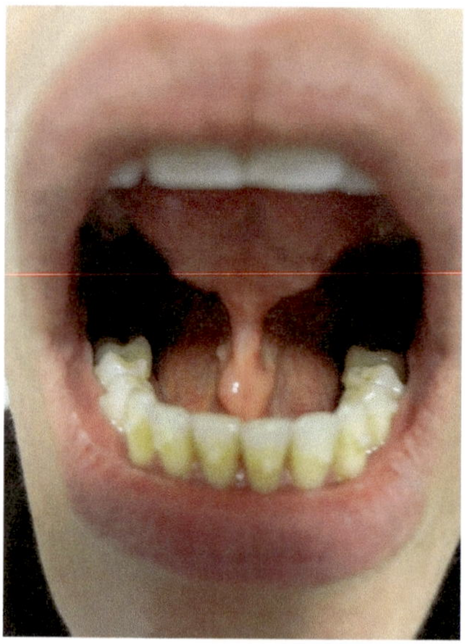

Abb. 3.5 Zustand nach OP Woche 7 ohne Naht [M1040]

band per gepulstem Laser durchtrennt. Die Wundheilung verlief ohne Komplikationen und nach der 9. Therapieeinheit konnte die logopädische Therapie erfolgreich beendet werden.

- Da die Patientin keine Schmerzen mehr habe (weder Kopfschmerzen noch Schmerzen in den Kiefergelenken), hat sie seit Behandlungsbeginn der Logopädie keine weiteren Termine zur Botoxinjektion wahrgenommen.

4 M.U.N.D.T® – Handbuch

Diese Handreichung dient als ergänzende Unterstützung zur strukturierten Therapiedurchführung bei orofazialer Dysfunktion nach M.U.N.D.T® und kann als Kopiervorlage ausschließlich zur eigenen Verwendung genutzt werden.

Für jede Therapieeinheit gibt es zwei Blätter, eins für die Therapeutin und ein zweites, das an den Patienten ausgegeben werden kann.

Es wird empfohlen, das zweite Blatt als Vorlage für ein in der Therapie gemeinsam zu erarbeitendes handschriftliches Hausaufgabenblatt zu nutzen. Denn das gemeinsame Erarbeiten der Stundeninhalte und der darauf aufbauenden Hausaufgaben festigt die Inhalte zusätzlich. Insbesondere sollten für jeden Patienten individuell angepasste Hausaufgaben erstellt werden.

Stunde 1: Therapeutenblatt

4

Anamnese

- Gibt es Kontraindikationen zum Beginn einer Therapie?

Diagnostik

- Liegt eine orofaziale Störung vor?

Wenn ja, dann direkt im Anschluss Anbahnung ZRL

Falls nötig auf die Kopfhaltung und -neigung in Bezug auf die Distanz zum Sternum und den Schulterblättern hinweisen und korrigieren. Denn ist der Mundboden gedehnt oder gestreckt, ist die Anhebung des Zungenrückens an den Gaumen erschwert.

Patienten bitten, das Aufgabenblatt in einen Hefter abzuheften und diesen zu jeder Therapieeinheit mitzubringen.

Stunde 1: Hausaufgabenblatt

Zungenruhelage = ZRL

- Lippen zu
- Zähne zu
- Zunge wie zum Schnalzen hoch an den Gaumen

1-mal täglich ZRL für 2 Minuten im Sitzen üben!

Dabei die Finger absolut ruhig halten.

Wichtig

- Nicht vor dem Spiegel üben, da der Mund die gesamte Zeit geschlossen sein soll.
- In den 2 Minuten darf die Spucke geschluckt werden.
- Eine Zeitunterbrechung ist dafür nicht nötig.
- Bei Fragen: Bitte einfach anrufen oder schreiben, anstatt etwas Falsches oder gar nicht zu üben!

Dein nächster Termin

- Denk an den Hefter!

Stunde 2: Therapeutenblatt

Kontrolle

ZRL

- Zungenruhelage vom Patienten einnehmen lassen, dann auffordern:
  - Zähne zeigen lassen, dabei die Lippen zum Lächeln öffnen
  - Zähne öffnen lassen, dabei bleibt die Zunge oben
- Sichtkontrolle:
  - Wo ist die Zunge platziert?
  - Ist die Spitze weit genug vorne am Alveolardamm?
  - Ist die Zunge flächig genug angelegt?
  - Liegt evtl. zuviel oder ungleiche Spannung vor, sodass die Zunge asymmetrisch anliegt?

Stundenziel

Anbahnung somates Schluckmuster
Therapeutin dient als ‚Navi' für den Patienten.

Abbau von Habits beginnt schon hier, denn oft wird ein sog. Schmatzschluck ausgeführt, während die Hand zum Glas geführt wird und/oder die Lippen werden nach dem Absetzen des Glases kurz geöffnet. Beides muss unterbleiben.

Stunde 2: Hausaufgabenblatt

Schlucken

1. Wasser in den Mund
2. Lippen zu
3. Zähne zu
4. Zungenspitze hoch wie zur ZRL
5. Wasser oben im Gaumen festhalten
6. Lippen auf – spätestens ab hier: Blick in den Spiegel
7. Schlucken

1-mal täglich 15 Schluck Wasser im Sitzen vor einem Spiegel

und

1-mal täglich 5 Minuten ZRL

Dein nächster Termin

Bitte bringe zum nächsten Termin einen Joghurt mit.

Er kann gerne mit Geschmack sein, aber ohne etwas drin, das man kauen muss.

- Denk an Deinen Hefter!

Stunde 3: Therapeutenblatt

Kontrolle

- **ZRL**
  Falls die Zunge zu instabil aussieht, falsch gelagert wird oder die Einnahme der ZRL recht lange dauert, wird die Haltedauer nicht verlängert.
- **Wasserschluck**
  Tritt Flüssigkeit hervor? Ist eine Bewegung der Zunge sichtbar?

Stundenziel

Doppelschluck mit Joghurt
Über den einfachen Schluck mittels Nachschlucken des „Joghurtgeschmacks" einen zweiten Schluck im unmittelbaren Anschluss einführen.

Abbau von Habits, denn gerne wird bei Öffnen des Mundes und Aufnahme des Joghurts die Zunge über die untere Zahnreihe hinaus herausgestreckt. Die ‚Rampe' muss weg.

Stunde 3: Hausaufgabenblatt

Doppelschluck

1. Joghurt in den Mund / Löffel abziehen
2. Lippen zu
3. Joghurt verteilen und Zungenspitze freimachen
4. Zähne zu
5. Zungenspitze hoch wie zur ZRL
6. Joghurt oben im Gaumen festhalten
7. Lippen auf – Blick in den Spiegel
8. Schlucken 1
9. Lippen zu
10. Zähne auf
11. Reste sammeln
12. Zähne zu
13. Zunge hoch
14. Lippen auf – Blick in den Spiegel
15. Schlucken 2

1-mal täglich 1 Becher Joghurt im Doppelschluck

und

ZRL:

1-mal täglich 10 Minuten

Dein nächster Termin

Bitte bring zum nächsten Termin erneut einen Joghurt und etwas Obst oder Gemüse mit. Es kann z. B. Paprika oder Gurke, Apfel oder Banane sein. Bitte bring keine Karotte mit.

- Denk an Deinen Hefter!

Stunde 4: Therapeutenblatt

Kontrolle

- ZRL und Frequenzsteigerung
- Doppelschluck mit Joghurt

Befragen, wie das Üben des Doppelschlucks mit dem Joghurt geklappt hat.

Stundenziel

- Mehrfachschluck und der Wechsel von Kauen und Schlucken
- Protokollführung beginnen

Auf Kauhabits achten, wenn sie auftreten.

Bei hartnäckigen Habits evtl. mit Katzenklicker zu Hause arbeiten lassen.

Wiedervorstellung nach 14 Tagen wäre bei gutem Therapieverlauf optimal.

Stunde 4: Hausaufgabenblatt

Mehrfachschluck / im Wechsel kauen und schlucken

1. abbeißen
2. mit geschlossenen Lippen kauen
3. Saft schlucken (Lippen auf!)
4. weiter kauen (Lippen sind wieder geschlossen)
5. Saft und Fruchtfleisch (wenig) schlucken (Lippen auf!)
6. weiter kauen usw. bis der Mund leer ist

ZRL: 15 Minuten und mit Smartphone

Schlucken: 1-mal täglich für 10 Minuten mit Obst oder Gemüse den Mehrfachschluck üben.

Dein nächster Termin

Bitte bring zum nächsten Termin wieder Obst oder Gemüse mit.

Bitte bring etwas anderes als für die letzte Stunde mit.

- Denk an Deinen Hefter!

Protokoll (▶ Tab. 4.1)

Tab. 4.1 Protokoll

Datum	Mit was habe ich geübt	Punkte 0-10	ZRL ✓

Stunde 5: Therapeutenblatt

Kontrolle

- ZRL
- Mehrfachschluck

Stundenziel

- Weiterführung der Schluckhabitualisierung mit Übergang zu normaler Kost
- sozial kompatibles Schlucken (geringe Lippenöffnung) und schrittweise Steigerung der Menge auf ½ Mahlzeit

Hausaufgaben-Woche 1

- ZRL für 20 Minuten und mit Smartphone
- Schlucken: 1-mal täglich 10 Bissen einer beliebigen Mahlzeit des Tages mit Spiegel

Hausaufgaben-Woche 2

- ZRL 20 Minuten und mit Smartphone
- Schlucken: 1-mal täglich ½ Mahlzeit

Stunde 5: Hausaufgabenblatt

Woche 1

- ZRL für 20 Minuten und mit Smartphone
- Schlucken: 1-mal täglich 10 Bissen einer beliebigen Mahlzeit des Tages

Woche 2

- ZRL 20 Minuten und mit Smartphone
- Schlucken: 1-mal täglich ½ Mahlzeit

Beachte dabei: Der Spiegel begleitet Dich, damit Du Deine Habits abschalten kannst.

Bitte weiterhin das Protokoll auf einem gesonderten Blatt weiterführen!

Dein nächster Termin

Bitte bring zum nächsten Termin etwas Normales zu essen mit, das aus verschiedenen Bestandteilen besteht, z. B. ein Sandwich oder einen Döner.

- Denk bitte an Deinen Hefter!

Stunde 6: Therapeutenblatt

Kontrolle

- ZRL
- Protokollauswertung besprechen
- Schlucken / Reduzierung des Lippenspalts

Stundenziel

- Fortsetzung der Schluckhabitualisierung (sozial kompatibles Schlucken)
- Habits abbauen
- viel trinken

Stunde 6: Hausaufgabenblatt

ZRL: weiter so wie bisher

Schlucken

- Woche 1: ½ Mahlzeit und das Trinken dazu
- Woche 2: eine komplette Mahlzeit
- Woche 3: eine komplette Mahlzeit und das Trinken dazu
- Woche 4: zwei komplette Mahlzeiten

Bitte weiterhin Protokoll führen!

Dein nächster Termin

Bitte bring zum nächsten Termin etwas zu essen mit.

- Denk bitte an Deinen Hefter!

Stunde 7: Therapeutenblatt

Kontrolle

- ZRL
- Schlucken

Nach 4-wöchiger Unterbrechung ausführliches Gespräch über den Verlauf des Übens zu Hause unter Zuhilfenahme des Protokolls.

Stundenziel

- Weiterführung der Schluckhabitualisierung im Alltag
- Ende der Protokollführung

Stunde 7: Hausaufgabenblatt

ZRL: weiter so wie bisher

Schlucken

- Woche 1: zwei komplette Mahlzeiten und das Trinken dazu
- Woche 2: drei Mahlzeiten oder alles, was Du zu Hause isst
- Woche 3: alles, was Du zu Hause isst und trinkst

Dein nächster Termin

Bitte bring zum nächsten Termin etwas zu essen mit.

- Denk bitte an Deinen Hefter!

Stunde 8: Therapeutenblatt

Kontrolle

- ZRL
- Schlucken

Stundenziel

Habitualisierung und Abschlussstunde

Es wird empfohlen, ein kurzes Video vom Schlucken aufzunehmen, um dies zum Kontrolltermin nach einem ½ Jahr zum Vergleich heranzunehmen.

Ebenso ist es mitunter ratsam, dass unsichere Patienten im Monatsabstand ein kleines Video per WhatsApp senden.

Stunde 8: Hausaufgabenblatt

ZRL: weiter so wie bisher

Schlucken
ALLES
IMMER
ÜBERALLL

Dein nächster Termin

Bitte in fünf Monaten (genaueren Zeitrahmen fassen) wegen des Kontrolltermins in sechs Monaten anrufen.

- Neues Rezept beim Kieferorthopäden besorgen.
- Bitte bring zum Kontrolltermin etwas zu essen mit.

Stunde 9: Therapeutenblatt

Kontrolltermin nach 6 Monaten
Patient soll zu diesem Termin eigenes Essen mitbringen.

Kontrolle
- ZRL
- Schlucken

Wenn die Kontrolle und der Videovergleich zufriedenstellend sind, benötigt der Patient keinen weiteren Hausaufgabenzettel. Das Schlucken mit dem geringen Lippenspalt sollte idealerweise noch weitere 6 bis 12 Monate fortgeführt werden.

Anhang

Literatur

American Psychiatry Association (2013). Diagnostic and Statistical Manual of Mental Disorders (5th ed.). Arlington: American Psychiatric Publishing. pp. 334–334.

Ballard, J.L., Auer, C., Khoury, J. (2002). Ankyloglossia: Assessment, Incidence, and Effect of Frenuloplasty on the Breastfeeding Dyad. Pediatrics November, 110 (5). pediatrics.org/cgi/content/full/110/5/e63 (letzter Zugriff: 19.05.2021).

Bartolome, G., Schröter-Morasch, H. (2018). Schluckstörungen. Interdisziplinäre Diagnostik und Rehabilitation. 6. A. München: Elsevier.

Beckmann, A. (2019). Das zu kurze Zungenband in der Kinderzahnheilkunde. Zahnarzt Wirtschaft Praxis 6. Leipzig: OEMUS MEDIA AG.

Bigenzahn, W. (2003). Orofaziale Dysfunktionen im Kindesalter. Stuttgart, New York: Georg Thieme Verlag.

Bückmann, B. (2015). Kieferorthopädie. Berlin: Verlag Stiftung Warentest.

Clausnitzer, V. (2004). Orofaziale Muskeldysfunktionstherapie (OMF) - ein myofunktionelles Übungsbuch. Dortmund: Verlag modernes lernen.

Deutscher Bundesverband für Logopädie (dbl). Funktionelle orofaziale Störungen (Myofunktionelle Störungen). www.dbl-ev.de/logopaedie/stoerungen-bei-kindern/stoerungsbereiche/schlucken/funktionelle-orofaziale-stoerungen-myofunktionelle-stoerungen. (letzter Zugriff: 03.09.2021).

Deutsche Gesellschaft für Kieferorthopädie (DGKFO). Stellungnahme aus dem Jahr 2008: Diagnostik und Therapie orofazialer Dysfunktionen. www.dgkfo-vorstand.de/veroeffentlichungen/stellungnahmen (letzter Zugriff: 19.05.2021).

Dodd, W.J., Cook, I.J. et. al. Dipper and Tipper Types of Oral Swallows. AJR 153:1197-1199, 1989. https://www.ajronline.org/doi/10.2214/ajr.153.6.1197 (letzter Zugriff: 09.06.2021).

Fischer-Voosholz, M., Spenthof, U. (2002). Orofaziale Muskelfunktionsstörungen. Berlin, Heidelberg: Springer.

Forrest, K. (2002). Sind mundmotorische Übungen für die Therapie von Artikulationsstörungen bzw. Phonologischen Störungen sinnvoll? Sprache–Stimme–Gehör, 26, S. 150-156.

Furtenbach, M. (2013). Prävention orofazialer Dysfunktionen im Spannungsfeld von Kieferorthopädie und Logopädie – Anregung zur vermehrten Zusammenarbeit. Informationen aus Orthodontie und Kieferorthopädie 2013: 45: 209-219.

Furtenbach, M. (2014). Myofunktionelle Therapie (MFT) im Spannungsfeld von Kieferorthopädie und Logopädie – Möglichkeiten der Zusammenarbeit. Informationen aus Orthodontie und Kieferorthopädie 2014: 46: 241-253.

Furtenbach, M. (2018). Was braucht der Mund von Säuglingen und Kleinkindern? Und was braucht er nicht? Dentaljournal 01/18, S. 40-47.

Furtenbach, M., Wallner, W. (2010). Myofunktionelle Therapie. Informationen aus Orthodontie und Kieferorthopädie 2009; 41: 259-264.

Garliner, D. (1989). Myofunctional Therapy in Dental Practice. New York: Bartel Dental Book Co.

Gnutzmann, C. (1995). Kontrastivität und kontrastives Lernen in FLuL (Fremdsprachen lehren und Lernen). 24. Jahrgang. Tübingen. Narr Francke Attempto Verlag GmbH + Co.

Grabowski, R. et al. (2007). Zusammenhang von Okklusionsbefunden und orofazialem myofunktionellem Status im Milch- und frühen Wechselgebiss. Journal of Orofacial Orthopedics (6). München: Urban und Vogel.

Guóth-Gumberger, M., Karall, D. (2016). Das zu kurze Zungenband. Laktation & Stillen 2. Baden (Schweiz): www.elacta.eu.

Hartmann, E. (2010). Sinn und Nutzen von Mundmotorikübungen bei Sprechstörungen. Logos Interdisziplinär (4, S. 244-252).

Kahl-Nieke, B. (1995). Einführung in die Kieferorthopädie. München, Wien, Baltimore: Urban und Schwarzenberg.

Kittel, A., Förster, N. (2012). Übungsblocks Myofunktionelle Therapie. Idstein: Schulz-Kirchner Verlag.

Kittel, A. (2014). Myofunktionelle Therapie. Idstein: Schulz-Kirchner Verlag.

Krätsch-Sievert, P. (2019). Spezifische Therapie bei Orofazialen Dysfunktionen. Logos, Jg. 27, Ausgabe 01/2019, S. 21-28.

Lopes de Castro Martinelli, R., Queiroz Marchesan, I., Jordão Gusmão, R., De Castro Rodrigues, A., Berretin-Felix, G. (2014). Histological Characteristics of Altered Human Lingual Frenulum. International Journal of Pediatrics and Child Health, 2, 5-9. Licensee Savvy Science Publisher. This is an open access article licensed under the terms of the Creative Commons Attribution Non-Commercial License. (http://creativecommons.org/licenses/by-nc/3.0/) which permits unrestricted, non-commercial use, distribution and reproduction in any medium, provided the work is properly cited (letzter Zugriff: 03.09.2021).

Lopes de Castro Martinelli, R., Queiroz Marchesan, I., Berretin-Felix, G. (2018). Posterior lingual frenulum in infants: occurrence and maneuver for visual inspection. Rev. CEFAC Jul-Ago 20(4). 478-483. https://www.scielo.br/j/rcefac/a/cTBVhXN6RhnfqWm6WN7MHrq/?lang=en (letzter Zugriff: 03.09.2021).

Meilinger, M. (1999). Untersuchung ausgewählter Aspekte myofunktioneller Störungen im Vorschulalter. München: Herbert Utz Verlag.

Mittman, L. (2021). Effektivität der Videotherapie unter Einsatz der Methode M.U.N.D.T. bei Kindern ab neun Jahren mit einer kieferorthopädisch diagnostizierten orofazialen Dysfunktion. Arbeit zur Erlangung des Bachelor of Science. SRH Hochschule für Gesundheit Gera.

Moghtader, D. (2019). Frenotomie des Frenulum linguae beim Säugling mit Ankyloglossie. Laktation & Stillen 3. Baden (Schweiz): www.elacta.eu

Odendahl, S.L. (2016). Frühe Transferleistungen im motorischen System: Eine Studie zur Untersuchung des Dialogs zwischen beiden Händen. Inauguraldissertation der medizinischen Fakultät der Christian-Albrechts-Universität, Kiel.

Patti, A. Perrier d'Arc, G. (2007). Kieferorthopädische Frühbehandlung. Berlin: Quintessenz Verlags-GmbH.

Renk, S. (2021). Skript zum Seminar: FKE – Frühkindliche Ernährungsstörungen. 21.01.-24.01.2021.

Rogge, E. (2014). Neurofunktions!therapie in der Praxis (NF!T). Dortmund: Verlag modernes lernen.

Ruben, L., Wittich, C. (2014). Evidenzbasierte Behandlung Myofunktioneller Störungen – Eine Typologisierung bestehender Therapiekonzepte im Kindesalter. Idstein. Forum Logopädie 1 (28), S. 22-29. Schulz-Kirchner Verlag.

Ruben, L., Wittich, C. (2017). Therapie Myofunktioneller Störungen (MyoMot). Ein ganzheitliches Konzept mit 6 Bausteinen. München, Basel: Ernst Reinhardt Verlag.

Schuster, P. (2017). Funktionales Mundprogramm (FMP). Dortmund: Verlag modernes lernen.

Steele, C. (2015). Tongue Pressure Resistance Training as a Treatment for Dysphagia. https://www.researchgate.net/profile/Catriona_Steele2/publication/292564472_Tongue-pressure_resistance_training_facilitates_functional_swallowing_improvement_post_stroke/links/56b6e95e08aebbde1a79eff9.pdf (letzter Zugriff: 19.05.2021).

Tenhündfeld, K. (2014). Myofunktionelle Störungen zwischen Expertenmeinungen und Evidenz. Europäische Fachhochschule, Unpublished manuscript.

www.zahn-lexikon.com/index.php/a/25-a-z/c-lexikon/2036-angle-klassifikation (letzter Zugriff: 19.05.2021).

Weiterführende Literatur

Ackerman, R., Klapper, L. (1981). Tongue position and open-bite: the key roles of growth and the nasopharyngeal airway. ASDC J Dent Child. Sep-Oct;48(5):339-45. PMID: 7028811.

Barrett, R.H., Hanson M. L. (1978). Oral Myofunctional Dysorders. Second Edition. St. Louis: The C. V. Mosby Company.

Bilda, K., Heinzelmann, B., Kittel, A. (2009). Myofunktionelle Therapie. Idstein: Forum Logopädie.

Castillo-Morales, (unter Mitarbeit von Brondo and Haberstock, Castillo-Morales, R. (unter Mitarbeit von Brondo, J. & Haberstock, B. 1991). Die orofaziale Regulationstherapie. München: Pflaum Verlag.

Codoni, S. (1999). „Habits"–Eine interdisziplinäre Annäherung. Basel: Eigenverlag, Arbeitskreis für Myofunktionelle Therapie e.V.

Heinzelmann, B. et al. (2009). Myofunktionelle Therapie. Forum Logopädie (Ausgabe 6, S. 6-11). Idstein: Schulz-Kirchner Verlag.

Humphrey, T. (1970). Human Prenatal Activity Sequences in the Facial Region and their Relation- ship to postnatal Development. Reprinted from American Speech and Hearing Association (ASHA), Report No. 6. 19-37.

Maspero C, Prevedello C, Giannini L, Galbiati G, Farronato G. (2014). Atypical swallowing: a review. Minerva Stomatol. Jun;63(6):217-27. PMID: 25267151.

Mathys, C., Suter, A. (2006). Geschichte und Wandel der „myofunctional therapy". Eine Abhandlung der orofazialen sensomotorischen Dysfunktionstherapie. Diplomarbeit SAL.

Matsuo, K., Palmer, J.B. (2008). Anatomy and Physiology of Feeding and Swallowing – Normal and Abnormal Phys Med Rehabil Clin N Am. November; 19(4): 691–707. doi:10.1016/j.pmr.2008.06.001 (letzter Zugriff: 03.09.2021).

Rafael, R. (1990). Obstrucción nasofaríngea como causa de maloclusión [Nasopharyngeal obstruction as a cause of malocclusion]. Pract Odontol. Aug;11(8):11-5, 17, 19-20 passim. PMID: 2132279.

Slavicek, R. (2002). Das Kauorgan: Funktionen und Dysfunktionen. Kloster Neuburg: Gamma, Medizinisch-Wissenschaftliche Fortbildungsgesellschaft.

Tenhündfeld, K. Myofunktionelle Störungen: Expertenmeinung & Evidenz. https://logopaedie.me/therapie/myofunktionelle-stoerungen-expertenmeinung-evidenz/ (letzter Zugriff: 19.05.2021).

van der Bilt, A., Engelen, L., Pereira, L.J., van der Glas, H.W., Abbink, J.H. (2006). Oral physiology and mastication. Physiol Behav. 2006 Aug 30;89(1):22-7. doi: 10.1016/j.physbeh.2006.01.025. Epub Mar 29. PMID: 16564557 (letzter Zugriff: 03.09.2021).

M.U.N.D.T® -Anamnesebogen

Name Patient: **Untersucher:**

Geb.-Datum: **Datum:**

Verordnender Arzt:________________________________

Bisherige Therapien: ________________________________

Warum hat der KFO Logopädie verordnet?____________________

Bisherige KFO-Behandlung: ____________________________

Zahnstatus VOR der Behandlung (KFO):______________________

Aktueller Zahnstatus:________________________________

Diastema: JA ☐ NEIN ☐

andere Lücken:__________________________________

Lose Spange

seit: ZRL mit Spange möglich: JA ☐ NEIN ☐

GNE

geplant: ☐ bereits erfolgt: ☐ derzeit in Anwendung: ☐

Feste Spange

seit: geplant ab: voraussichtlich bis:

M.U.N.D.T® -Anamnesebogen

(Seite 2)

Name Patient: **Datum:**

HNO

Nasenatmung möglich: JA ☐ NEIN ☐

letzter Besuch:____________________________

Gehör: ____________________________

Rachenmandeln: ____________________________

Gaumenmandeln: ____________________________

Allergien/Heuschnupfen: ____________________________

Häufige Infekte/ Angina/ Bronchitis: ____________________________

Kindheitsanamnese

Ernährung:____________________________

Habits wie Daumenlutschen:____________________________

Beobachtbares Verhalten

Körperhaltung: ____________________________

Kopfhaltung:____________________________

Artikulation:____________________________

Screeningbogen für die logopädische Praxis zur Diagnose eines nicht-adulten Schluckmusters nach M.U.N.D.T®

Name Patient:

	Datum Diagnostik	Datum Abschluss
ZUNGENRUHELAGE **z.B.:** interdental, lateral-interdental, addental, ventral, schräg, **physiologisch**		
SCHLUCKEN		
adult		
total-interdental		
frontal-interdental		
FAIL*		
Mundschluss mit M. mentalis-Aktivität: ja / **nein**		
Schlucken mit offenen Lippen umsetzbar: **ja** / nein		
Mm. masseter aktiv: **ja** / nein nach Palpation: **ja** / nein		
HABITS anstelle ZRL **Lippen** beißen / lecken / einziehen / pressen, Fingernägelkauen, Daumenlutschen, Mentalisaktivität, Mundatmung, **keine**		
HABITS beim Schluckakt Lippe einziehen: Oberlippe oder Unterlippe, Schmatzschluck		
Zunge: reicht über die unteren Schneidezähne hinaus (Rampe!)		

* FAIL = frontal addental, interdental lateral

Anmerkungen:

AHMA-Screening

Name Patient ______________________________

____

Geburtsdatum ______________________________

Datum der Befundung ______________________________

Befragen	Beobachten	Testen
Erkrankungen im HNO-Bereich	Lippenschluss bei Ruheatmung	• 30 Sek. Lippen geschlossen halten (evtl. schnüffeln lassen) • Anspannung sichtbar – Luft angehalten – Lippenpressen – Lippenöffnung – Abbruch
Frühere Erkrankungen	Atmung/Hochatmung	Test 1
Aktuelle Erkrankungen	Mundatmung sichtbar	Test 2
Allergien/Intoleranzen	‚Stockschnupfen'	Test 3

Trainingsbogen

AHMA – das Training der Nasenatmung für zu Hause

Dies ist Ihre Orientierungshilfe für die kommenden 4 Wochen, damit Sie stets den Überblick darüber haben, wie lange Ihr Kind üben sollte und bereits geübt hat.

Es ist wichtig, dass Sie Ihrem Kind gegenüber die **Begriffe Nase und Atmung nicht verwenden.**

Bitte lenken Sie die Aufmerksamkeit Ihres Kindes nur auf die geschlossenen Lippen.

Beachten Sie unbedingt, dass Ihr Kind in den ersten 2 Wochen während der Übungen in einem Spiegel schaut, damit es sehen kann, dass die Lippen geschlossen sind. In der vierten Woche braucht es nicht mehr in den Spiegel zu schauen.

Bitte denken Sie daran, dass das regelmäßige Üben entscheidend für den Erfolg des Trainings ist.

Zur eigenen Dokumentation und Motivation – wieviel Sie und Ihr Kind bereits geleistet haben – können Sie den beiliegenden Protokollbogen verwenden.

Kommt es während des Trainings zu Schwierigkeiten oder Problemen, dann setzen Sie sich bitte mit mir in Verbindung. Telefonnummer:

Das Training verläuft gestaffelt von Woche zu Woche:

- Woche 1:
  3-mal täglich bis 30 zählen
  (gemeinsam vor dem Spiegel)
- Woche 2:
  3-mal täglich 1 Minute
  (gemeinsam vor dem Spiegel)
- Woche 3:
  2-mal täglich 2 Minuten
  (ohne Spiegel möglich, z.B. auch mit Blick auf Mamas Smartphone)
- Woche 4:
  2-mal täglich 5 Minuten
  (Musik hören, TV schauen, Toni-Box hören, vorlesen lassen)

Trainingsprotokoll für AHMA

	Tag 1	Tag 2	Tag 3	Tag 4	Tag 5	Tag 6	Tag 7
Woche 1 3-mal täglich: 30 Sek.							
Woche 2 3-mal täglich: 1 Min.							
Woche 3 2-mal täglich: 2 Min.							
Woche 4 2-mal täglich: 5 Min.							